JN299525

Challenge
the CBT

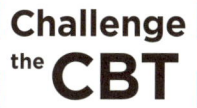

認知行動療法を身につける
グループとセルフヘルプのためのCBTトレーニングブック

伊藤絵美＋石垣琢麿 監修
大島郁葉＋安元万佑子 著

金剛出版

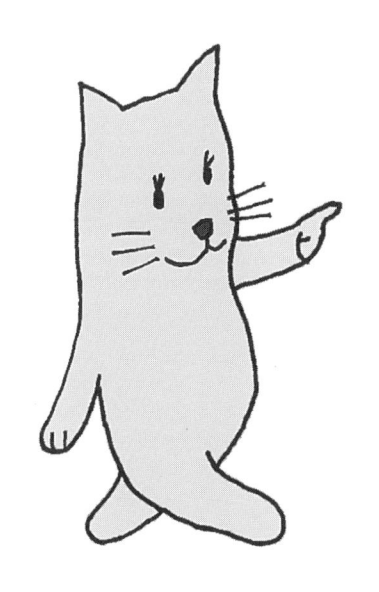

認知行動療法を
身につける

グループと
セルフヘルプのための
CBTトレーニングブック

Challenge the CBT シリーズの序

総監修
石垣 琢麿
丹野 義彦

　1980年代以降，認知行動療法の理論と実践は全世界に広がりました。わが国では，2010年に認知療法によるうつ病の治療が保険点数化されたことからもわかるように，すぐれた先達のおかげで，この10年で急速に普及が進みました。わが国における認知行動療法の臨床研修システムはまだ十分とは言えません。しかし，臨床家・研究者は，これまでも，積極的に海外で学んだり，勉強会・研修会を継続的に開いたりして地道に経験と研鑽を積み重ねてきました。今後ますます増える認知行動療法を学びたいという人々にとって，これら先輩の経験は定番のテキストとともにとても貴重な資料となるでしょう。

　「Challenge the CBT」シリーズの第一の目的は，認知行動療法を実践している臨床家の経験や方法をわかりやすく解説し，身近に指導してくれる人がいないという場合の実践への敷居を低くすることです。シリーズの読者には，対人援助の専門家だけではなく，心の問題で苦しんでいる当事者や，そのご家族と関係者も含まれています。

　本シリーズには，無味乾燥なマニュアルや研究書ではなく，クライエントと治療者の喜びや苦労も含めて「日常臨床の姿」がはっきりと浮かび上がるような著作が集められています。認知行動療法ではさまざまなマニュアルがすでに整備されていますが，それに従って実践するだけでは，当然のことながらうまくいきません。クライエントと臨床家とが互いに真剣に向き合うなかで，これまでにどのような工夫がなされてきた

のかを知ることは，当事者や認知行動療法の初学者だけでなく，自分の臨床を振り返りさらに深めたいと考える経験豊かな臨床家にも資するところ大だと考えます。このシリーズが多くの方々の役に立つことを願ってやみません。

まえがきにかえて
繰り返すことの大切さ

石垣 琢麿

　本書を手に取られた読者のなかには，みなさんにとって必要な目標やそれに至る方法，あるいは注意点などが何度も繰り返し出てくることに，驚かれたりうんざりされたりする方もいらっしゃるのではないかと思います。その気持ちはよくわかります。しかし，もしかすると心理療法に関する2つの誤解がその気持ちに影響しているかもしれません。ひとつは「心理療法やカウンセリングは，自分の気持ちをすぐにすっきりさせてくれるに違いない」という誤解です。もうひとつは「心理療法やカウンセリングは，うまくやれば直線的にどんどん改善するに違いない」という誤解です。

　心理療法のテクニックのなかには，ごく短い期間で問題を解決するために開発されたものもあり，それはそれで効果が認められています。しかし，そのテクニックがうまくいくためにはいくつもの条件があります。特に，長い間の気分変調に悩まされてきた方々は，すぐに結果が出る方法を希望されるでしょう。しかし，実はそこが落とし穴なのです。みなさんの心は，長い間抱えてこられた悩みによってかなり地盤が弱くなっています。ちょっとしたことで地滑りを起こしかねない状態になっているのです。それをしっかりと固めて心の健康を取り戻すためには，やはりそれなりの時間がかかります。

　また，私の臨床経験から言わせていただければ，うつのような気分変調が「直線的にどんどん」良くなるのはかえって不自然です。短い時間

間隔で考えれば，次のセッションまでの間にもいろいろな感情の動きがあって当然です。長い時間間隔で考えれば，半年後の気分の状態を完全に予測することは不可能です。うつが寄せては返す波のようなものだとすれば，それをつかまえて飼い慣らすには，ある程度相手に歩調を合わせる必要もあります。もし心理療法の効果が「直線的にどんどん」現れたら，どこかで無理をして，不自然な状態になっているのかもしれません。

　こうしたうつの特徴を理解してうまくつきあっていくのは実際に難しいものです。どうしても練習が必要です。そして，その練習を繰り返さなければなりません。しかし，それを実行できれば，心の地盤がしっかりして，ちょっとやそっとの衝撃にはびくともしなくなります。もっと正確に言えば，心が柔軟になって衝撃をやわらげることができるようになります。最近の高層建築でよく使われている免震構造があなたの心に備わるのだと考えてみてください。

　本書に書かれている認知行動療法の練習を何度も繰り返してください。この練習はおひとりでも十分できます。しかし，気分がすぐれなかったり，気力が萎えているときは，誰しも「面倒くさいなあ」と考えたり「私にできるだろうか」と不安になったりするものです。それを乗り越えるためには，あなたの身近な人（家族，恋人，友人，同僚）の協力も大切ですし，あなたに伴走してくれるトレーナー（カウンセラー）と，あなたと一緒に練習する仲間も大切です。本書は，認知行動療法の練習

を仲間と一緒に実践するためにも役立ちます。

　大島さんと安元さんの手によって，本書はとてもわかりやすく，しかも大切なエッセンスがぎゅっと詰まったトレーニングブックに仕上がっています。本書は，みなさんの心の健康を回復したり維持したりするのに大いに役立つことでしょう。

はじめに

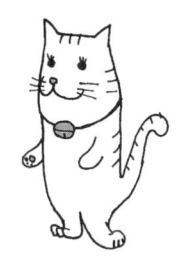

　本書は認知行動療法を身につけ，効果的に使ってもらうことを目的としたトレーニングブックです。

　認知行動療法は近年，うつや不安に対するエビデンスのある治療法として少しずつ注目を浴びるようになり，2010年4月から医療保険点数化され，新聞や書籍などでも散見されるようになりました。認知行動療法の本を見ると，そこにはよく，「うつが良くなる治療法」「10回でうつ病が治る」などのキャッチフレーズがあります。

　しかし，本当にそうなのでしょうか？

　これまで，実際の臨床現場で，もしくは書籍などで，同じような疑問を私たちは持ってきました。具体的に言うと，

- 認知行動療法は，「考えをポジティブに変える」技法なのか？
- うつや不安を「治す」画期的なツールなのか？
- 認知行動療法のやり方は疾患によってそんなに違うのか？

というようなことです。

　その疑問が，私たちにとって，この本を作るエネルギーになりました。

　私たちは，医療機関や相談機関などで認知行動療法を実践し，それと同時に自分のストレスマネジメントとしても，認知行動療法を使ってきました。そのなかで，私たちは以下のように認知行動療法を捉えるようになりました。

- 認知行動療法とは，自分のことをよりよく理解して，自分に合ったストレスマネジメントの方法を身につけるものである。また、じっくりと自己理解を深めることで，ストレスに巻き込まれにくくなるものである。
- 個別の病気の治療というよりも，身につけていくことで病気の再発予防になる方法である。また，病気か否かにかかわらず，日々のストレスマネジメントにも効果を発揮する方法である。
- 必ずしも1対1のカウンセリングの枠で認知行動療法を行う必要はない。
- 着付け教室や英会話などと同様に，ひとりでも，もしくは専門家のいないセルフヘルプ・グループであっても，良いマニュアルを適切に使用し，練習することで，認知行動療法を身につけることができる。
- 認知行動療法は，さらっとやる，簡単にやるものではなく，じっくりと丹念に取り組むことで，効果が発揮される心理療法である。

上記のことを踏まえたうえで，私たちは，本書を作成しました。

なお，本書は認知行動療法を身につけたいと思っている人のために書かれたトレーニングブックであり，施行者用マニュアル（『認知行動療法を提供する —— グループとセルフヘルプのためのCBTトレーナーガイドブック』）も，順次執筆予定です。

ぜひ，ひとりでも多くの人に使用していただけることを願っています。

大島 郁葉
安元 万佑子

認知行動療法を身につける
グループとセルフヘルプのためのCBTトレーニングブック

目次

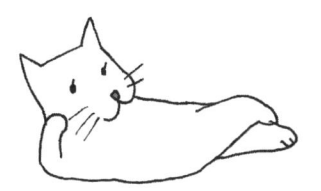

Challenge the CBT シリーズの序（石垣琢麿, 丹野義彦）	3
まえがきにかえて　繰り返すことの大切さ（石垣琢麿）	5
はじめに（大島郁葉, 安元万佑子）	9
このトレーニングブックの使い方	17

第1回　ストレスマネジメント・認知行動療法とは　　21

1　ストレスマネジメントとは 24
2　認知行動療法とは 26
　　1　認知行動療法とは　26
　　2　CBTの基本モデルとは　28
　　3　認知の階層構造とは　33
　　4　認知と行動に働きかける意義　35
　　　　‖ワーク1▶▶▶‖　37
3　第1回　まとめ 38
　　ホームワーク 1-①　39
　　ホームワーク 1-②　40

第2回 自分のストレスを知ろう1　　　41

1 モニタリングとは ……………………………………………………………… 44
　1　モニタリングとCBT　44
　2　外在化とマインドフルネス　46
　　ワーク2▶▶▶　48
2 第2回 まとめ ………………………………………………………………… 49
　　ホームワーク❷　50

第3回 自分のストレスを知ろう2　　　51

1 アセスメントとは ……………………………………………………………… 54
　1　アセスメントとは　54
　2　対処について　55
　3　アセスメントと対処の確認を繰り返し行う意義　56
　　ワーク3▶▶▶　60
　　ワーク4▶▶▶　61
2 第3回 まとめ ………………………………………………………………… 62
　　ホームワーク❸　63

第4回 自分のストレスを知ろう3　　　65

1 自動思考について ……………………………………………………………… 68
　1　自動思考を細かく捉えよう　68
　2　自動思考のパターンについて　70
　　ワーク5▶▶▶　73
2 第4回 まとめ ………………………………………………………………… 74
　　ホームワーク❹　75

第5回 自分のストレスを知ろう4 　　77

1 アセスメントのまとめ 80
　1 ストレス体験をきめ細かく見直してみよう　80
　2 自分のストレス体験のパターンをまとめてみよう　81
　　　ワーク6▶▶▶　83
　　　ワーク7▶▶▶　87
2 第5回 まとめ 88
　　　ホームワーク 5 　89

第6回 幅広いものの捉え方を検討しよう1 　　91

1 認知再構成法に取り組もう1 94
　1 認知再構成法とは　94
　2 認知再構成法の意義　97
　3 認知再構成法の手続きの流れ　99
　4 認知再構成法の手続き①——ストレス場面における自動思考を同定する　100
　5 認知再構成法の手続き②——検討する自動思考を選択する　103
　　　ワーク8▶▶▶　105
2 第6回 まとめ 106
　　　ホームワーク 6 　107

第7回 幅広いものの捉え方を検討しよう2　　109

- 1 認知再構成法に取り組もう2 ……………………………………………… 112
  - 1 認知再構成法の手続き③ ── 選択した自動思考について検討する　112
    - ワーク9 ▶▶▶　119
- 2 第7回 まとめ …………………………………………………………… 120
  - ホームワーク ❼　120

第8回 幅広いものの捉え方を検討しよう3　　121

- 1 認知再構成法に取り組もう3 ……………………………………………… 124
  - 1 認知再構成法の手続き④ ── 新たな思考を案出する　124
  - 2 認知再構成法の手続き⑤ ── 新たな思考を案出した効果を検証する　127
    - ワーク10 ▶▶▶　129
- 2 繰り返し認知再構成法を行いましょう ……………………………………… 130
- 3 第8回 まとめ …………………………………………………………… 131
  - ホームワーク ❽　132

第9回 問題解決に取り組もう1　　135

1　問題解決法に取り組もう1 138
　　1　問題解決法とは　138
　　2　問題解決法の意義　140
　　3　問題解決法の手続きの流れ　142
　　4　問題解決法の手続き①── 問題状況を具体的に把握する　144
　　　　ワーク11 ▶▶▶　146
　　5　問題解決法の手続き②── 問題解決のための認知を整える　147
　　　　ワーク12 ▶▶▶　151
2　第9回 まとめ 152
　　　ホームワーク 9-❶　153
　　　ホームワーク 9-❷　154

第10回 問題解決に取り組もう2　　155

1　問題解決法に取り組もう2 158
　　1　問題解決法の手続き③
　　　── 達成可能で現実的な目標を具体的にイメージする　158
　　　　ワーク13 ▶▶▶　161
　　2　問題解決法の手続き④
　　　── 目標を達成するための具体的な手段を出し，検討する　162
　　　　ワーク14 ▶▶▶　164
2　第10回 まとめ 165
　　　ホームワーク 10-❶　166
　　　ホームワーク 10-❷　166

第11回 問題解決に取り組もう3 ... 167

1 問題解決法に取り組もう3 ... 170
　1 問題解決法の手続き⑤――行動実験のための具体的な実行計画を立てる　170
　　ワーク15▶▶▶　175
2 第11回 まとめ ... 176
　　ホームワーク⑪　177

第12回 まとめ ... 181

1 認知行動療法プログラムのまとめ ... 184
　1 本プログラムのまとめ　184
　　ワーク16▶▶▶　186
　　ワーク17▶▶▶　187
　2 認知行動療法を実践し続ける意義　188
　　ワーク18▶▶▶　189
2 第12回 まとめ ... 190
　　ホームワーク⑫　191

巻末付録
　A．参考文献　193
　B．集団認知行動療法に参加されるにあたって　197

あとがき（大島郁葉, 安元万佑子）　199
CBTの本質を再確認する旅の終わりに（伊藤絵美）　201

このトレーニングブックの使い方

このトレーニングブックには以下の使い方があります。目的に沿ってお使いください。

1. 自分で自分に認知行動療法を行う場合

　認知行動療法では，問題をていねいに見ていき，その過程において自己理解を深めていくことを何よりも大切にしています。まずはこの本に書かれている文章や事例をじっくりと読みましょう。それから自分自身の問題について，本書の事例にならって考え，書き出していきましょう。セルフヘルプ・グループなど複数の方々で使う場合は，グループの参加者がそれぞれ自分の問題を出して，参加者全員で検討しましょう。それを通じて，各自が自己理解を深めることができます。

　なお本書では説明が複雑になってしまうため，対人関係の問題を含んだ事例はほとんど挙げていませんが，基本的には本書で紹介した認知行動療法の考え方を対人関係に適用することは可能です。ただし，対人関係に深刻な問題を抱えていると思う人は，実際に専門家に相談することをお勧めします。

2. 専門家・施行者として認知行動療法を行う場合

　この本は，認知行動療法のなかでも特に，問題をていねいに見て自己理解を深めることに焦点を当てています。したがって，早く結果を出そうとするのではなく，クライアントが自己理解を深めるための援助としてこの本を使ってください。

　また，この本をクライアントとのセッションやグループセッションで

使う場合は，その前に，まずはご自身で一度，自分のためにこの本に沿った形で認知行動療法を行っていただき，認知行動療法やストレスに関する考え方やスキルを習得してください。というのも，専門家・施行者が自分のために使っているほうがクライアントに対して説得力が増しますし，具体例も紹介しやすくなるからです。

　なお，専門家・施行者向けのガイドブック『認知行動療法を提供する── グループとセルフヘルプのためのCBTトレーナーガイドブック』も刊行予定ですので，そちらを読んでいただくことも推奨します。

3．本トレーニングブックのスケジュール

　本プログラムは「アセスメント」「認知の工夫」「行動の工夫」の3つのフェーズからなります。第1回，第2回と書いてあるのは回数ではなく，プログラムの内容となります。グループであれば1回の単元を1セッションでおえても良いですし，何セッションも使って，同じ単元をくり返しても良いでしょう。

プログラムの構成

第 1 回	ストレスマネジメント・認知行動療法とは	はじめに
第 2 回	自分のストレスを知ろう1	アセスメント
第 3 回	自分のストレスを知ろう2	
第 4 回	自分のストレスを知ろう3	
第 5 回	自分のストレスを知ろう4	
第 6 回	幅広いものの捉え方を検討しよう1	認知の工夫
第 7 回	幅広いものの捉え方を検討しよう2	
第 8 回	幅広いものの捉え方を検討しよう3	
第 9 回	問題解決に取り組もう1	行動の工夫
第10回	問題解決に取り組もう2	
第11回	問題解決に取り組もう3	
第12回	まとめ	まとめ

それぞれのフェーズの目的は次のようになります。

アセスメント	ストレス状況におかれたときの自分の反応を観察し，把握する
認知の工夫	ものの捉え方の幅を広げる練習をする
行動の工夫	問題解決法の考え方，手順を習得する

　前半の「アセスメント」で自分のストレスについての理解を図ります。そして，後半の「認知の工夫」「行動の工夫」で，自分のストレスに対して認知と行動の両側面から働きかけていきます。

4. 巻末付録について

　A. 参考文献

　私たち著者が認知行動療法を実施するときに参考にした本を紹介しています（pp.193〜196の本の紹介を参照）。本書で紹介された認知行動療法やストレスに関する考え方やスキルについて，もう少し詳しくお知りになりたい方は，そちらを参考にしてください。

　B. 集団認知行動療法に参加されるにあたって

　グループでプログラムを行うときは，参加者へのプログラムの説明や参加への注意事項として，こちらの資料をご参照ください。

5. ツールの使い方の注意事項

　この本に掲載されているすべてのツールは洗足ストレスコーピング・サポートオフィスが権利を持つ著作物です。そのため無断で改変すること，および営利目的で無断使用することを禁じます。個人やグループで本書の目的に沿った使い方をする場合に限り，本書のツールをコピーしてお使いください。ただし，研究や学会など公の場でツールを使用する際は必ず出典（伊藤絵美（2005）『認知療法・認知行動療法カウンセリング初級ワークショップ』星和書店，伊藤絵美（2008）『事例で学ぶ認知行動療法』誠信書房）を明記してください。

第1回

ストレスマネジメント・認知行動療法とは

第1回　プログラム内容

1．ストレスマネジメントとは

2．認知行動療法とは
　　1　認知行動療法とは
　　2　CBTの基本モデルとは
　　3　認知の階層構造とは
　　4　認知と行動に働きかける意義

ワーク1
　◆最近ストレスを感じた具体的なエピソードを書き出してみよう

3．第1回　まとめ

ホームワーク1-1
　◆プログラムへの参加動機を書き出してみよう

ホームワーク1-2
　◆この1週間でストレスを感じた具体的なエピソードを書き出してみよう

1 ストレスマネジメントとは

　ストレスを理解し，ストレスと上手につきあっていくことをストレスマネジメントといいます。ストレスとなる状況に出会ったとき，私たちは経験的にどのように対処したらよいのかを知っています。「仕事でのストレスがたまっている」と思ったときには，「早めに寝る」「おいしいものを食べに行く」「先輩に相談する」など，ストレスを乗り切るためのさまざまな方法を日常的に試みています。一方で，どう対処したらよいのかわからないこともあります。ストレスとのつきあい方にはさまざまな方法がありますが，うまくつきあっていくコツは，さまざまな種類の対処法を身につけていくことです。

　ストレスマネジメントの強力な方法のひとつに「認知行動療法」があります。認知行動療法はこれまでに多くの研究によって，ストレス反応に対する有効性が示されてきました。ストレスにはいくつかの要因が絡んでいますが，自分のストレスのあり様を把握しておくことは大切です。どのようなことがストレッサー（ストレス要因）となっており，どのようなストレス反応が出ているかを知ると，ストレスを自分で対処する手がかりを探していくことができます。認知行動療法では，自分のストレッサーと反応を理解して，ストレスを乗り切っていくための方法を練習し，身につけていきます（図1）。

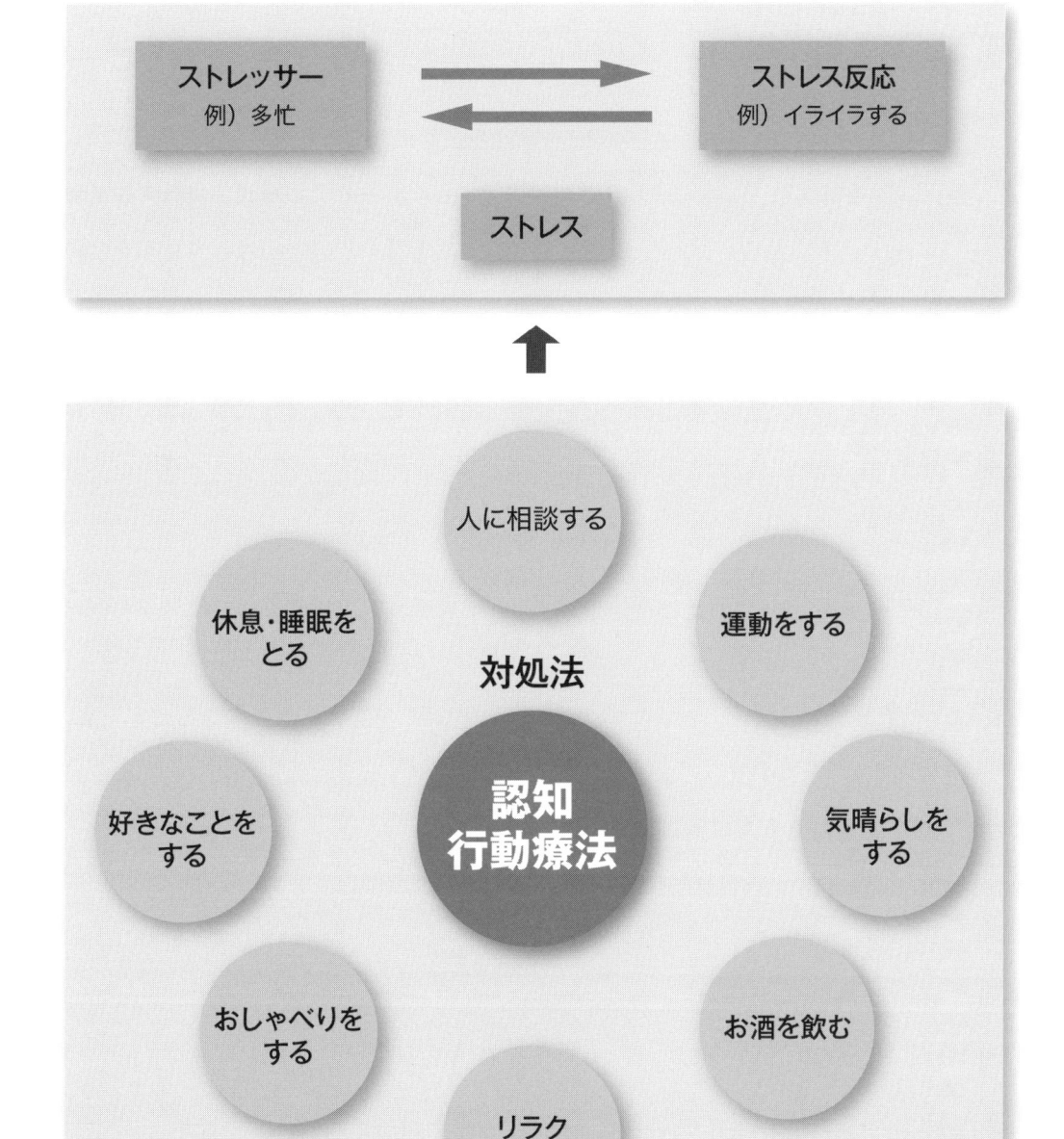

図1　ストレスマネジメントの全体像

2 認知行動療法とは

1 認知行動療法とは

　認知行動療法（Cognitive Behavior Therapy）とは，「認知（ものの捉え方）」と「行動」に焦点を当て，自分のストレスの成り立ちを理解し，その解決を目指す心理療法です。長い名前なので，縮めてCBTということもあります。当初はうつや不安の問題を持つ人の治療法として開発されましたが，現在ではうつや不安以外のさまざまな精神疾患の治療や，健康な人のメンタルヘルス向上のためにも広く用いられています。

　数ある心理療法のなかでのCBTの大まかな特徴は，次のようなものになります。

　ひとつは，CBTは問題解決志向の心理療法であるということです。CBTでは問題の原因究明をするというよりは，問題を長続きさせている機能やシステムに注目します。そうすることで，問題のメカニズムを解明し，抜け道を探すことを目的としています（図2）。

　CBTの最終的な目標は，その人が自分で自分にCBTが使えるようになることです。つまりCBTは，それを使いこなすことによって，一生，うまくストレスマネジメントできるようになることを目指しています。

うまくいっていないサイクル

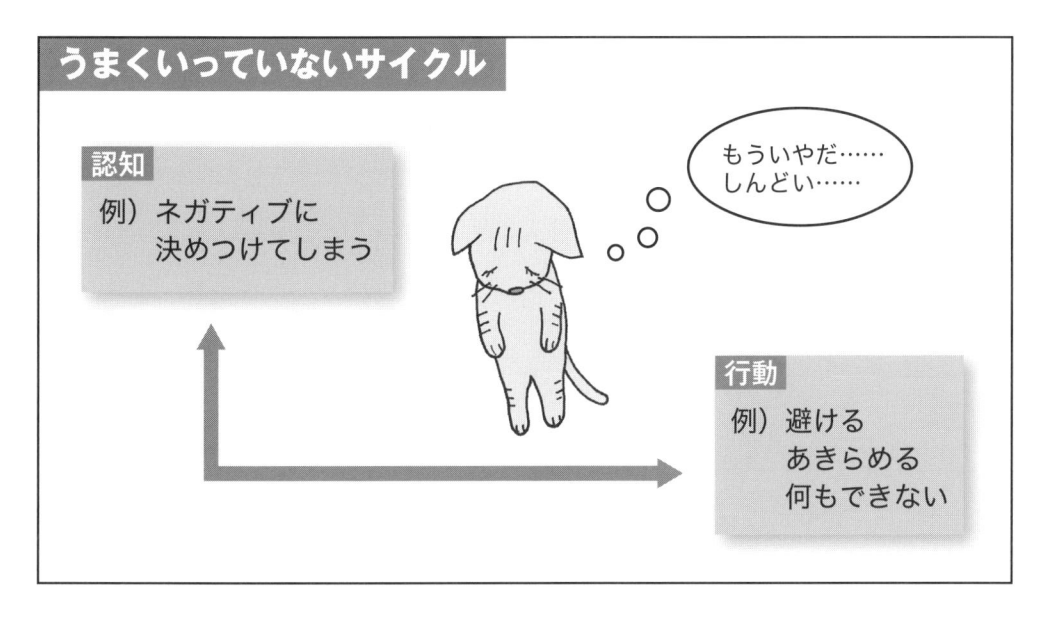

認知
例）ネガティブに決めつけてしまう

もういやだ……
しんどい……

行動
例）避ける
　　あきらめる
　　何もできない

CBTで認知と行動に焦点を当てると……

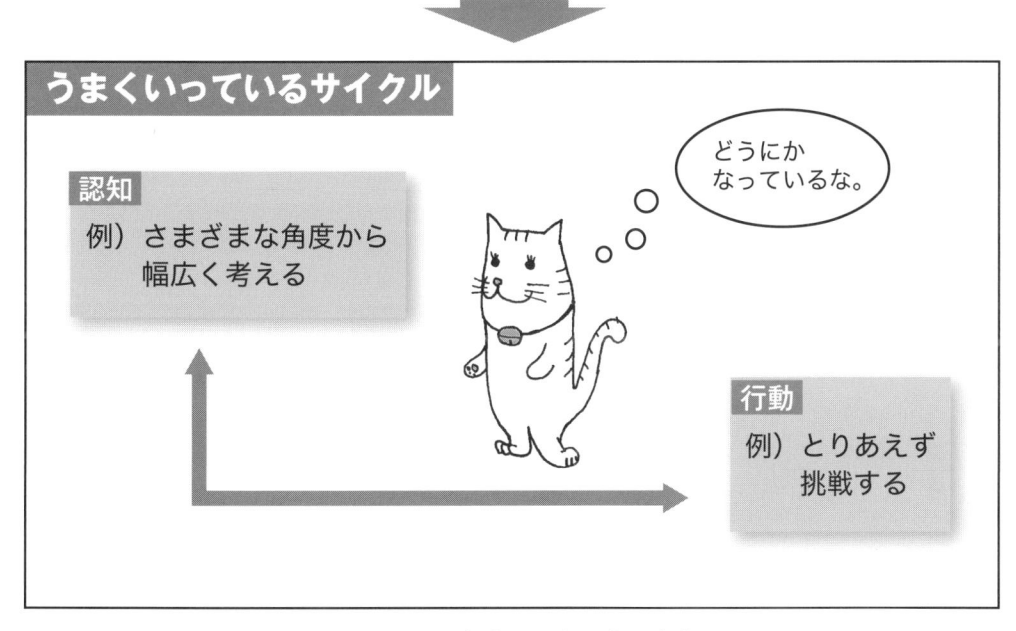

うまくいっているサイクル

認知
例）さまざまな角度から幅広く考える

どうにかなっているな。

行動
例）とりあえず挑戦する

図2　CBTをすることによる変化

2　CBTの基本モデルとは

　CBTは，個人の体験を，「出来事」や「状況」といった**環境**と，それに対する**個人の反応**の相互作用で捉えます。次に，**個人の反応**では，「認知」「気分・感情」「身体反応」「行動」の相互作用も捉えます。それを図にして視覚化したものを，「CBTの基本モデル」と呼びます。CBTではこの基本モデル（図3）を使って自分の体験を理解します。

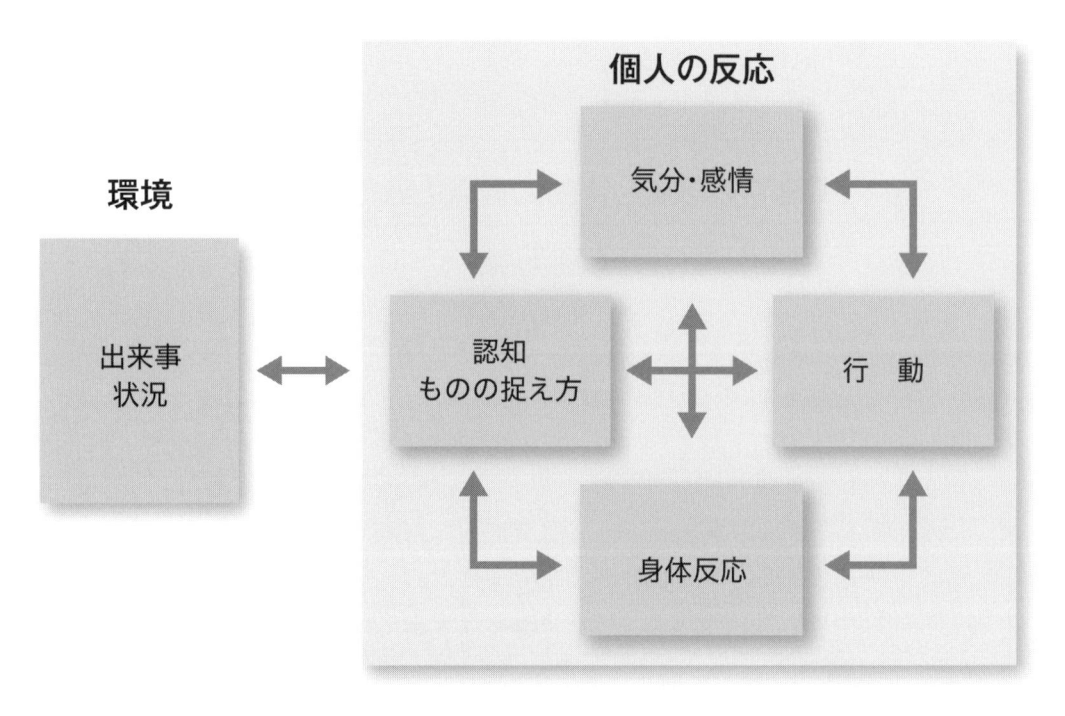

環　　境	「いつ」「どこ」「誰」「何」で確認できる，実際に起こっている出来事や状況です。	
認　　知	環境に対する，心の中のつぶやきや，視覚的なイメージをいいます。	
気分・感情	そのときに感じた気分や感情をいいます。	
身体反応	そのときに起こった体の反応をいいます。	
行　　動	そのときに取った実際のふるまいをいいます。	

図3　CBTの基本モデル

これから，ストレスにかかわるいくつかの基本モデルの具体例を紹介しましょう。

出来事や状況の例

●月　●日　●時ごろ
友人をお勧めのレストランに連れて行ったところ，
レストランが臨時休業だった。

Aさん，Bさん，Cさん，Dさん，それぞれの例を挙げます。

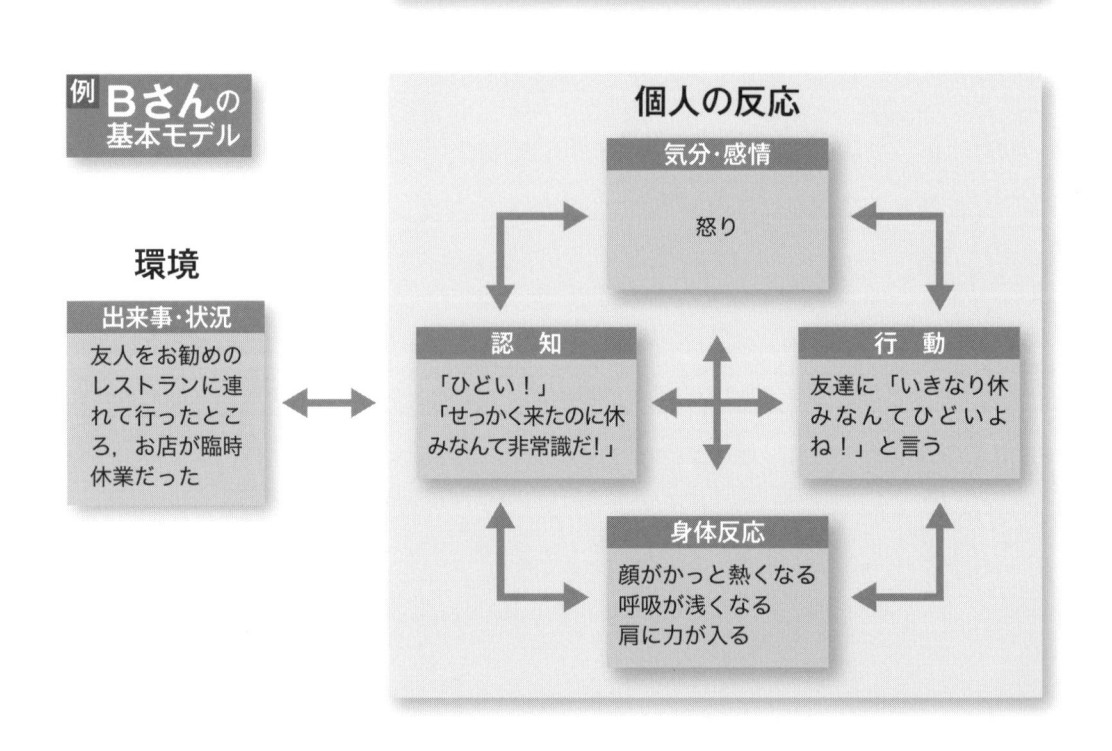

例 Aさんの基本モデル

環境

出来事・状況
友人をお勧めのレストランに連れて行ったところ、お店が臨時休業だった

個人の反応

気分・感情
後悔　悲しみ
罪悪感

認知
「予約しておくべきだった」「友達に申し訳ない」
「明日楽しみにしてるね」という友達からの昨日のメールの文面のイメージ

行動
友達に「ごめんね、先に調べておくべきだったね」と謝る

身体反応
胸のあたりがじんわりと重い感じ

例 Bさんの基本モデル

環境

出来事・状況
友人をお勧めのレストランに連れて行ったところ、お店が臨時休業だった

個人の反応

気分・感情
怒り

認知
「ひどい！」
「せっかく来たのに休みなんて非常識だ！」

行動
友達に「いきなり休みなんてひどいよね！」と言う

身体反応
顔がかっと熱くなる
呼吸が浅くなる
肩に力が入る

例 Cさんの基本モデル

環境

出来事・状況
友人をお勧めのレストランに連れて行ったところ、お店が臨時休業だった

個人の反応

気分・感情
不安
恐怖

認知
「友達に嫌われてしまうかもしれない」
友達が後で誰かに愚痴っているイメージ

行動
「迷惑かけたから、違う店でおわびにおごるよ」と言う

身体反応
後頭部が痛くなる
心臓がドキドキする
手に汗をかく

例 Dさんの基本モデル

環境

出来事・状況
友人をお勧めのレストランに連れて行ったところ、お店が臨時休業だった

個人の反応

気分・感情
残念
あきらめ

認知
「ここの料理食べたかったのになぁ」
「仕方ない、他のお店にあたるか」

行動
携帯を取り出し、近隣の飲食店を検索する

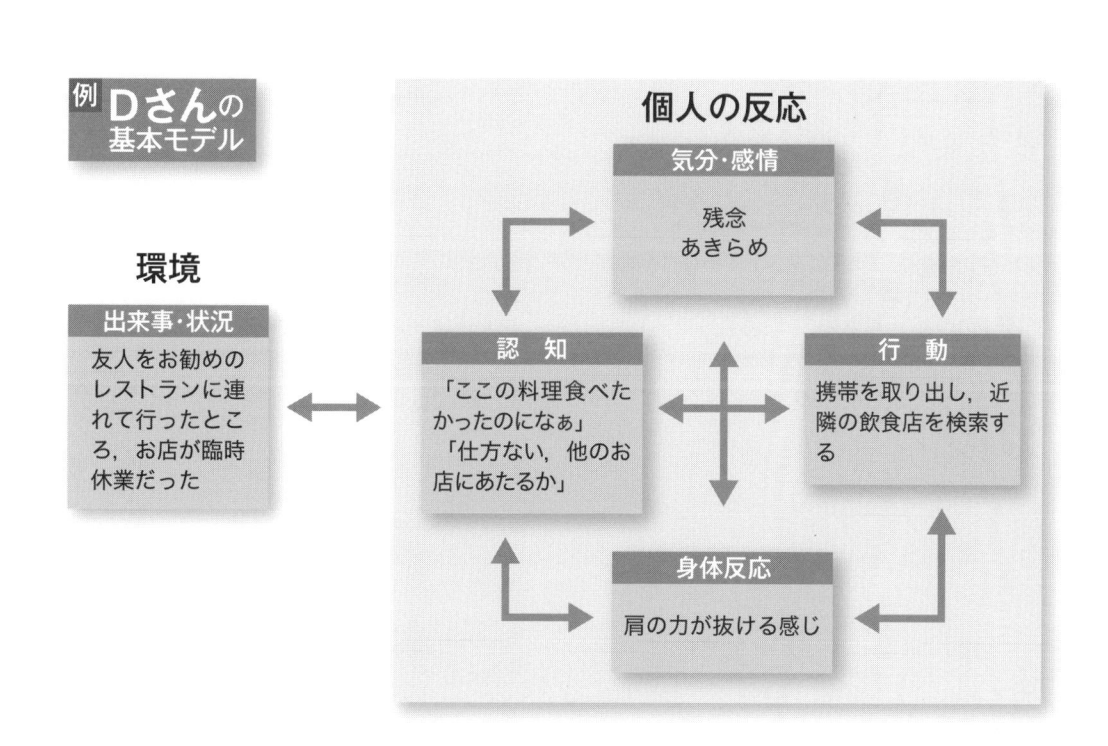

身体反応
肩の力が抜ける感じ

Aさん，Bさん，Cさん，Dさんの例を挙げましたが，それぞれ，**環境**からの**個人の反応**にあたる「認知」「気分・感情」「身体反応」「行動」の順に読んでみてください。Aさんは，「友人をお勧めのレストランに連れて行ったところ，お店が臨時休業だった」という状況に対して，「予約しておくべきだった」「友達に申し訳ない」というように捉えて，後悔，悲しみ，罪悪感という気分になりました。そのようなとき，体は胸のあたりがじんわりと重い感じになり，友達に謝るという行動につながっています。このように，**個人の反応**の中身はそれぞれ関連しているのです。

　そもそも，同じ環境でも**個人の反応**はそれぞれ異なります。同じ「出来事・状況」に対して，Aさんの場合は「予約しておくべきだった」「友達に申し訳ない」という自動思考が出ていますが，Bさんは「ひどい！」「せっかく来たのに休みなんて非常識だ！」という自動思考が出ています。Cさんは「友達に嫌われてしまうかもしれない」という自動思考が出ており，Dさんは「ここの料理食べたかったのになぁ」という自動思考が出ているように，それぞれ「認知」が異なっています。そして，Aさんは後悔や罪悪感という気分になっていますが，Bさんの場合は怒り，Cさんは不安・恐怖，Dさんは残念・あきらめという気分になっています。さらに，Aさん，Bさん，Cさん，Dさんは「身体反応」「行動」も異なっています。

　このようにAさん，Bさん，Cさん，Dさんはそれぞれ同じ**環境**のなかで，それぞれ異なる**反応**をしていることがわかります。なかでも，Aさん，Bさん，Cさんの**個人の反応**はストレス反応の例です。

3　認知の階層構造とは

　先ほどAさん，Bさん，Cさん，Dさんについて取り上げた認知は，認知のなかでも**自動思考**と呼ばれるものです。「認知」には浅いレベルのものから深いレベルのものまでいろいろ層があり，先ほどの例で挙がっていた「認知」は，より正確にいうと「認知」のなかでも最も浅いレベルの自動思考にあたります。深いレベルの「認知」（つまり「中核信念」や「媒介信念」）の内容が人それぞれ異なっているので，同じ出来事に出会っても浮かんでくる自動思考がそれぞれ異なるのです（図4）。このトレーニングブックでは，「認知」のなかでも，比較的キャッチしやすく変容しやすい自動思考に焦点を当てていきます。

第1回

環境

出来事
状況

個人の反応

気分・感情

認知
ものの捉え方

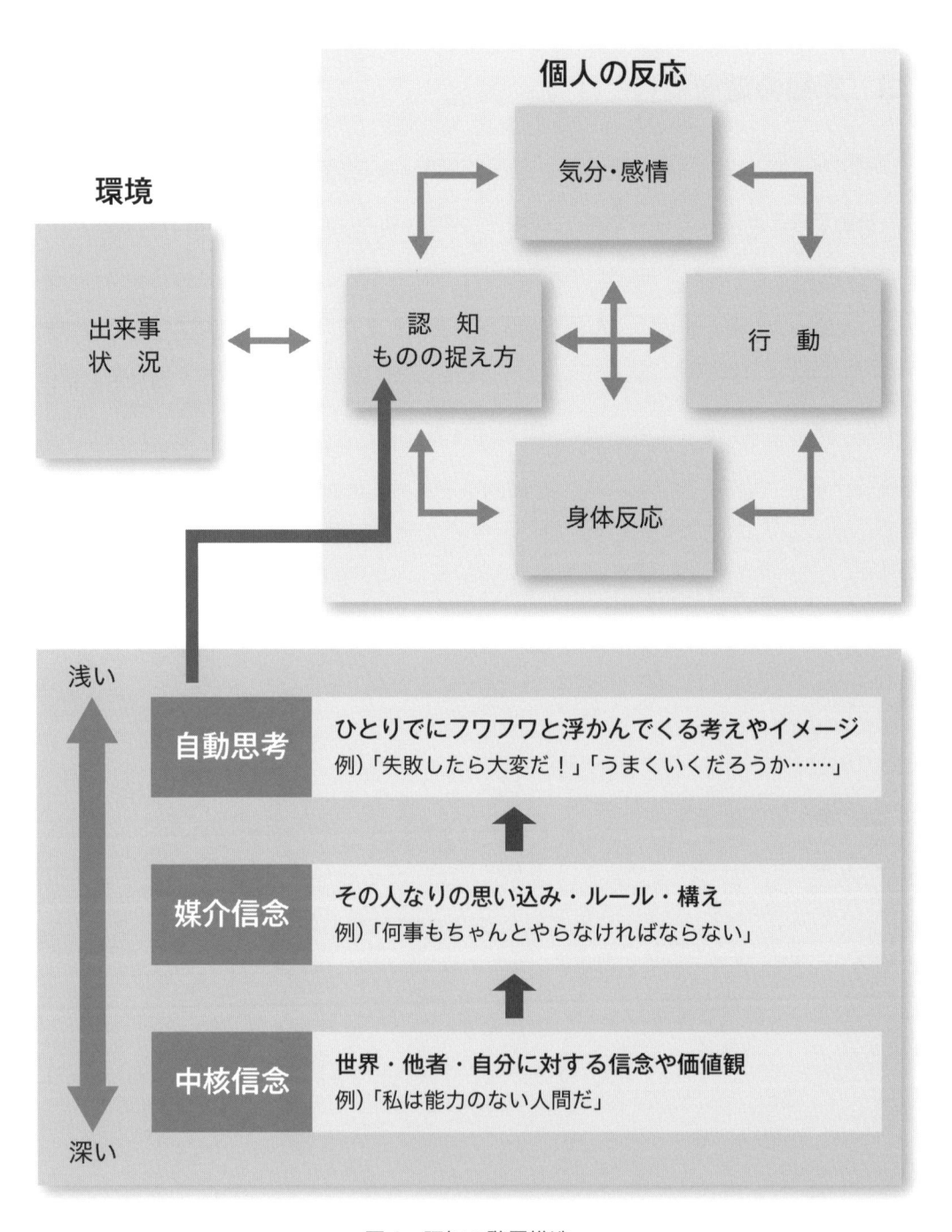

行動

身体反応

浅い ↕ 深い

自動思考	ひとりでにフワフワと浮かんでくる考えやイメージ 例）「失敗したら大変だ！」「うまくいくだろうか……」
媒介信念	その人なりの思い込み・ルール・構え 例）「何事もちゃんとやらなければならない」
中核信念	世界・他者・自分に対する信念や価値観 例）「私は能力のない人間だ」

図4　認知の階層構造

4 認知と行動に働きかける意義

なぜ認知行動療法では、自分の「認知（ものの捉え方）」と「行動」に焦点を当てていくのでしょうか。以下にEさんの例を示します。

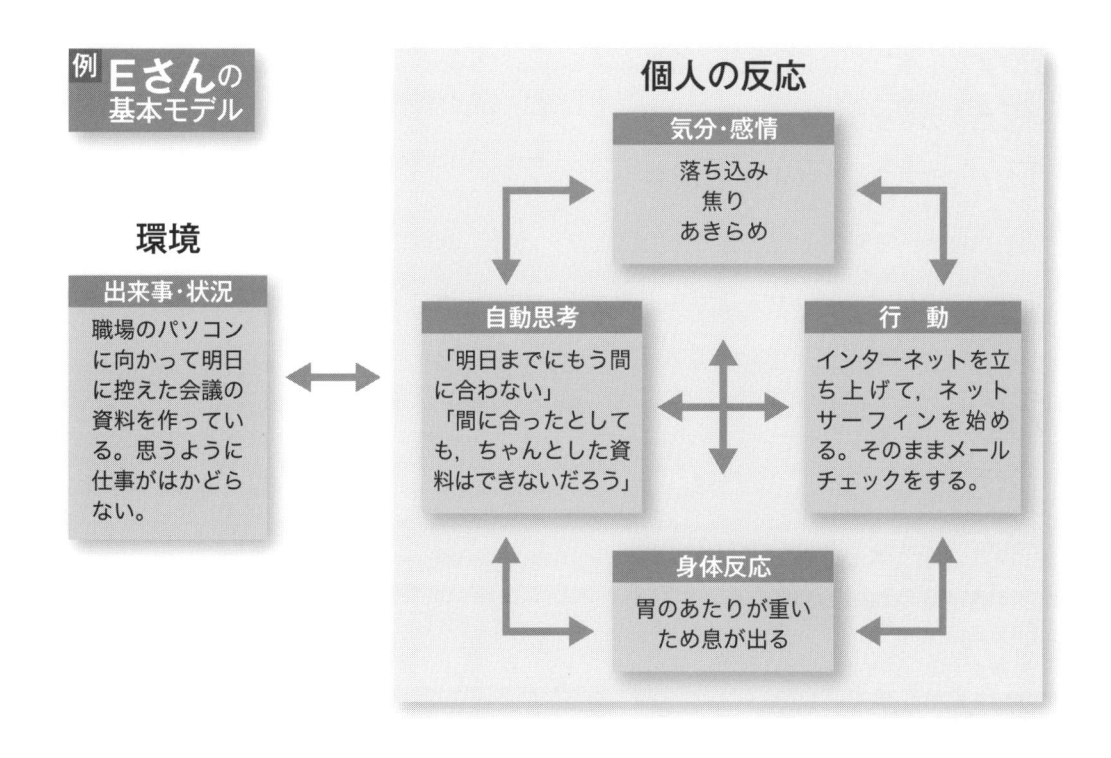

例 Eさんの基本モデル

環境
- 出来事・状況：職場のパソコンに向かって明日に控えた会議の資料を作っている。思うように仕事がはかどらない。

個人の反応
- 気分・感情：落ち込み、焦り、あきらめ
- 自動思考：「明日までにもう間に合わない」「間に合ったとしても、ちゃんとした資料はできないだろう」
- 行動：インターネットを立ち上げて、ネットサーフィンを始める。そのままメールチェックをする。
- 身体反応：胃のあたりが重い　ため息が出る

Eさんは、「明日に会議が控えている」という環境のなかで、「明日までにもう間に合わない」「間に合ったとしても、ちゃんとした資料はできないだろう」と考え、落ち込んだり、焦ったり、あきらめの気分になっています。身体反応は胃のあたりが重く、ため息が出ていて、行動としては、資料作りをできる限りすすめることはせずに、イ

ンターネットを立ち上げて，ネットサーフィンを始めてしまいます。さらに，そのままメールのチェックもしてしまいます。そうすると，資料作りはもちろん終わらず，無為に時間が経ってしまうので，「これは本当にマズイ」と，ますます焦ったり，落ち込んだり，あきらめたりするなどの悪循環につながってしまいます。

　この悪循環のなかで，Eさんが自分の意志でなんとかできる部分はどこでしょうか。「明日に会議が控えている」という**環境**そのものをEさんは変えることはできません。また，焦りをなくしたり，胃の重さを取ったりするような，「気分・感情」や「身体反応」の変化は，直接Eさんがコントロールすることはできません。

　しかし，Eさんが自分の「自動思考」に気づいて，「とりあえずちょっとでも多く時間をかけて，できるところまで仕上げよう」と考え直すことはできるかもしれません。そう考え直して，インターネットを立ち上げることなしに，資料作りを続ければ，結果として集中できて，落ち込みや焦り，あきらめが減り，体も少し軽くなるかもしれません。

　このように，「認知」と「行動」は，ストレス反応のなかでも，自分で気づいて比較的自分で工夫しやすい部分なのです。

　そのため，「認知行動療法」という名前がついているのです。

ワーク1 ▶▶▶

◆最近ストレスを感じた具体的なエピソードを書き出してみよう。

> 最近，ストレスを感じたことを教えてください。どんな「状況」で，自分がどう反応したかについて詳しく教えてください。今回は，あまり「認知」「気分・感情」などを分類することにこだわらず，自由に書いてみましょう。

第1回

3 第1回 まとめ

◆認知行動療法（CBT）とは，「認知（ものの捉え方）」と「行動」に焦点を当て，自分のストレスの成り立ちを理解し，その解決を目指す心理療法です。

◆CBTの基本モデルでは，ストレス状況におかれた自分の反応を，「認知」「気分・感情」「身体反応」「行動」の4側面から捉えます。

◆同じ「環境」によっても「個人の反応」はそれぞれ異なります。

◆「認知」は浅いものから深いものまでさまざまなレベルがあり，本プログラムでは比較的キャッチしやすく変容しやすい「自動思考」に焦点を当てていきます。

◆CBTで自分の「認知」と「行動」に焦点を当てるのは，ストレス反応のなかでそれらが比較的自分の意志によって工夫しやすい部分だからです。

ホームワーク ①-①

第1回

◆プログラムへの参加動機を書き出してみよう。

　このプログラムに参加しようと思ったきっかけ，理由，気になること，こうなりたいという希望，期待することなどを，自由に書き出してみましょう。

　　　例：上司に勧められてこのプログラムに参加した。
　　　　会議での発表のときにストレスを感じやすいから，その緊張感が下げられるとよいと思う。

第1回

ホームワーク ①-②

◆この1週間でストレスを感じた具体的なエピソードを書き出してみよう。

> 最近，ストレスを感じたことを教えてください。どんな状況で，自分がどう反応したかについて詳しく教えてください。今回は，あまり分類することにこだわらずに自由に書いてみましょう。

書いてみた結果の感想

第2回

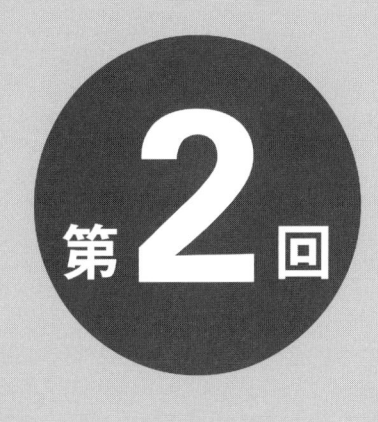

自分のストレスを知ろう1

第2回 プログラム内容

1．モニタリングとは
　　1　モニタリングとCBT
　　2　外在化とマインドフルネス

> **ワーク2**
> 　◆ストレス刺激と反応を分けてみよう

2．第2回 まとめ

> **ホームワーク2**
> 　◆この1週間のストレス刺激とストレス反応をモニターしよう

1 モニタリングとは

1　モニタリングとCBT

　モニタリングとは，具体的な出来事が起こった状況や，自分のなかで起こっている反応や，目に見える反応をそれがストレスであるかどうかにかかわらず，細かく観察することです。たとえば，食べ物を食べている最中，それがどんな形状で，どんな匂いがしているか，また，噛みしめているときの自分はどんなことを感じ，どんな気分になっているかなど，そのときの状況と自分の反応を「端から端まで味わい尽くす」ことです（図1）。

　第1回で，CBTでは基本モデルに沿って自分の体験を理解していくことを説明しました。CBTは，主に「ストレスを感じる状況・出来事」とそれに対する「ストレス反

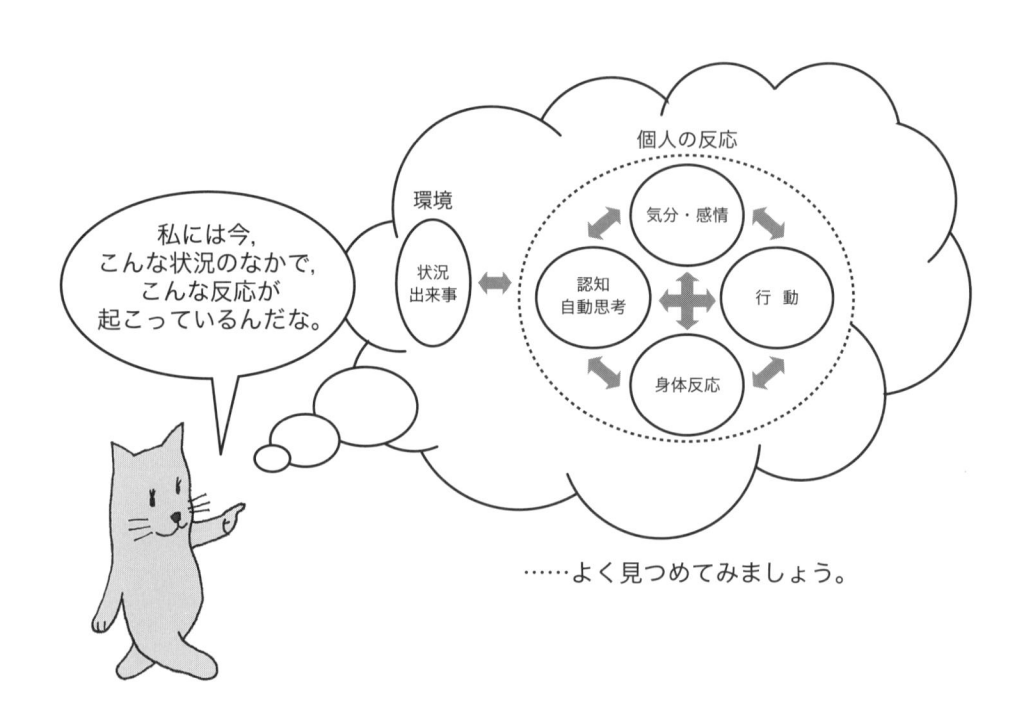

図1　モニタリングの図

応」を,「状況・出来事」「認知」「気分・感情」「身体反応」「行動」の基本モデルに分けて捉えることでストレスのメカニズムを解明します。図1のように,ストレスを感じたときの自分の体験をきめ細かくモニタリングをすることが,自分のストレスのメカニズムを解明していくうえで,なによりも大切な手がかりとなります。

　モニタリングをする際に,今の段階では「認知」「行動」などに分類することを気にする必要はそれほどありません。反応を分類することにこだわるあまり,せっかくの反応の鮮度や細やかさが失われてしまう可能性があるからです。そのようなことを避けるためにも,まず,どんな反応であってもていねいに把握することが大事です。分類することは後から十分可能ですので,とりあえず今は自分の体験をきめ細かく観察することにしましょう。

　　　　　　ネコだったら,こんなモニタリングになるかもしれません。

　　　今私は昼寝をした後で,体中の筋肉がすごく弛緩していて,だらんとしているな。呼吸はおだやかで,目はちょっと重いけど,眠気というほどではない。ごはんを食べたあとに昼寝をしたから,まだおなかはすいていないな。こうやってぎゅうっと伸びをすると,筋肉がピンと張ってスッキリと爽快な気分になっている。すごく落ちついていて,満ち足りた気分だ。日差しも暖かくて,体中が暖かい。心地よく感じるし,なんだか楽しい……

2　外在化とマインドフルネス

外在化とは，自分の体験していることを，言語やイメージで，自分の外に取り出すことです。

モニタリングも外在化の一部です。まずは自分の反応をモニタリングして，そのモニタリングの内容を確実に外在化するために書き出して，見つめましょう。そうすることで，自分のなかでどのようにしてストレス反応が起こっているかというシステムへの理解が深まります。

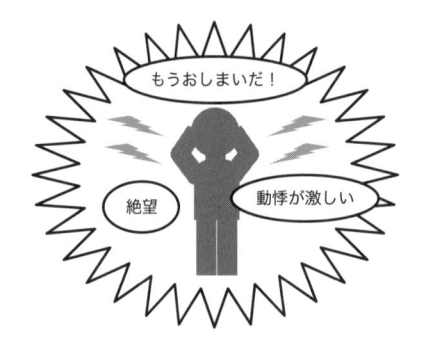

自分の反応に巻き込まれている状態
（＝「悩んでいる自分」だけの状態）

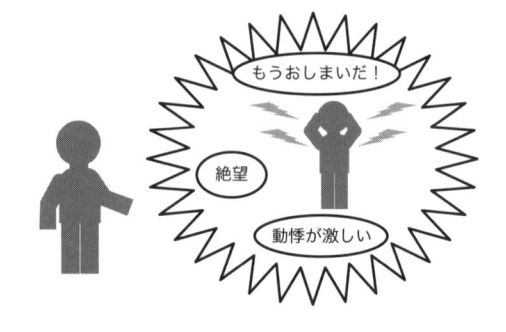

外在化した状態
（＝「悩んでいる自分」を見ている自分がいる状態）

「外在化した」状態を身につける技法として注目されているのが**マインドフルネス**です。マインドフルネスとは，自動思考に「自分はなぜこのように考えるのか」と没入するわけでもなく，「こんなことを考えてはいけない」と蓋をするわけでもなく，たと

えそれがどんな自動思考や気分であれ，自動思考は自動思考，気分は気分としてありのままに感じ，味わい尽くすことです。嫌な気分や考えから目をそむけず，あるいはそれらを無理に何とかしようとせず，それをそのまま存在させておいて感じてみることで，自分の反応を落ち着いてモニタリングすることができ，よりよい自己理解につながります。

このプログラムでは，あなたのストレスを外在化した後，参加者みんなで「問題解決チーム」を作って，あなたのストレスの対処に取り組んでいきます。そのためにも，モニタリングをして自分のストレスを書き出す練習をしていきましょう。

ワーク2 ▶▶▶

◆ホームワークでモニタリングをしてきた体験を，ストレスを感じた状況・出来事とストレス反応に分けて，マインドフルネスを意識しながら外在化してみましょう。書き終わったら，参加者同士でお互いのストレスについて話し合いましょう。

> ストレスを感じた状況・出来事：いつ，どこで，誰が，何を，どうなったか，できる限り詳しく書き出しましょう。

↓

> ストレス反応：このような状況・出来事を受けて，自分にどのような反応が生じましたか？　できる限り細かく書き出しましょう。

2 第2回 まとめ

- ◆モニタリングとは，状況や自分の反応を細かく観察することです。こうすることで，自分の体験ひとつひとつを大切にして，理解する姿勢が養われます。さらには，自分の反応の特徴も見えやすくなります。

- ◆外在化とは，自分がモニタリングしたものを自分のなかから外に取り出して，見つめることです。そうすることで，自分の反応傾向に対する理解が深まります。

- ◆マインドフルネスとは，自分のなかに起こっている反応を，ありのままに感じ，味わい尽くすことです。たとえネガティブな反応であっても，そのままにしておいて積極的に感じ続けることが大切です。

ホームワーク ②

◆これから1週間、ストレスを感じたときの体験をモニタリングし、ストレスを感じた状況・出来事とストレス反応に分けて、マインドフルネスを意識しながら外在化してみましょう。

> ストレスを感じた状況・出来事：いつ、どこで、誰が、何を、どうなったか、できる限り詳しく書き出しましょう。

↓

> ストレス反応：このような状況・出来事を受けて、自分にどのような反応が生じましたか？ できる限り細かく書き出しましょう。

> 書いてみた結果の感想

第3回

自分のストレスを知ろう2

第3回 プログラム内容

1. アセスメントとは
　　1　アセスメントとは
　　2　対処について
　　3　アセスメントと対処の確認を繰り返し行う意義

> **ワーク3**
> ◆外在化したストレス反応を認知・感情・身体反応・行動にあてはめてみよう
>
> **ワーク4**
> ◆外在化した自分の体験の特徴について話し合おう

2. 第3回 まとめ

> **ホームワーク3**
> ◆この1週間のストレス体験をアセスメントしよう

1 アセスメントとは

1　アセスメントとは

　環境と**個人の反応**をモニタリングし，外在化して，それをCBTの基本モデルに沿って整理したり，理解したりすることを「アセスメント」といいます。

　自分の体験をアセスメントすることは，ストレス対処をするうえで最も重要なプロセスです。なぜなら，アセスメントを通して自分の**環境**と**個人の反応**の相互作用や**個人の反応**内の相互作用を理解することによってはじめて，何に対してどのように対処していけばいいか考えることができるからです。たとえば，自分にストレス反応が起こっていても，「仕事の実際の多忙さ」や「パワーハラスメント」など**環境**がひどい状

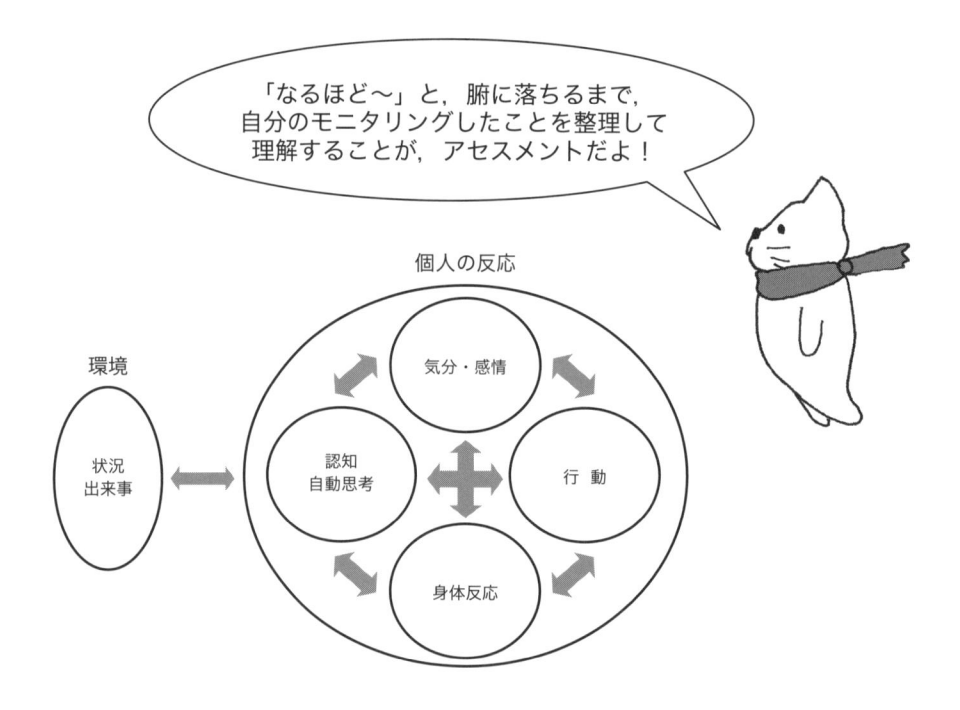

態であれば，ストレス対処として環境調整が必要かもしれません。一方，日常的で，ありふれた**環境**に対し，その人特有のストレス反応が起こっている（たとえば，「街中で知らない人と目が合った→怖くて前を向けなくなる」）のであれば，そのストレス反応内の相互作用をきめ細かく観察して，「なるほど，こんなふうに自分にストレス反応が起こっているんだな」と，**個人の反応**のあり様そのものを理解することで，それを改善するための対処方法を考えることができます。つまり，アセスメントを繰り返すことにより，自分をとりまく「状況・出来事（上に述べた**環境**のことです）」「認知」「気分・感情」「身体反応」「行動」の相互作用を理解することができ，ストレス反応から抜け出す鍵を見つけることができるのです。

2 対処について

　CBTの基本モデルに沿ってストレス反応をアセスメントしていると，自分の認知や行動はただストレス反応を起こしているだけではなく，その場やその前後でストレス反応を軽減するための何らかの対処をしていることに気がつくときがあります。たとえば，「明日が課題の締め切りである」という状況のなかで「眠い」という身体反応が起こったとしても，「ガムを噛む」「トイレに行く」という行動を取ることで，眠さをなんとかしたり，「終わらせたら飲みに行こう！」と考え，どうにか課題をやり遂げる，などということは，日常的に誰もが経験することと思います。

　アセスメントでは，ストレスを感じる状況・出来事とストレス反応，ストレス反応内の相互作用を見ることが第一ですが，さらにそれらに対してどのような対処を試みているかを書き出すことで，ストレス体験の全体像がより明確になります（図1）。

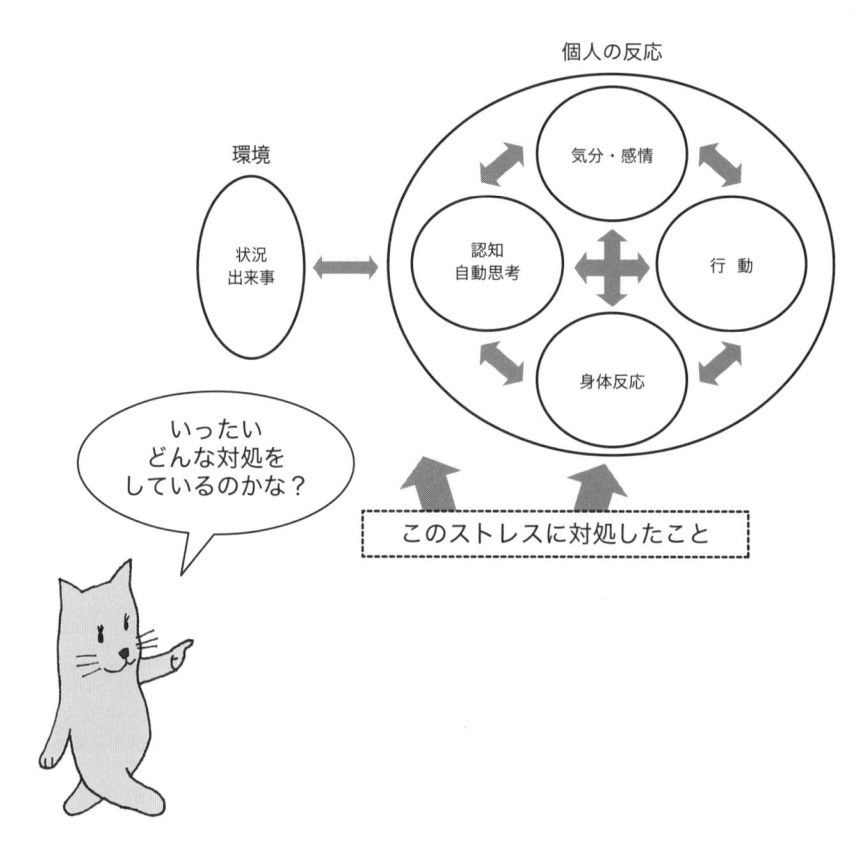

図1　基本モデルに対処を書き加えた図

3　アセスメントと対処の確認を繰り返し行う意義

認知行動療法において繰り返しアセスメントを行うことには，以下の意義があります。

- アセスメントを続けることでモニタリング力が増し，ストレス体験の外在化が促されるので，自分のストレス体験に巻き込まれにくくなる。
- アセスメントをすることで，自分のストレス体験のパターンが見えてくる。
- ストレス体験のなかで自分がどのような対処を取っているか確認することで，自

分のストレス体験のパターンがより全体的に理解できる。
- アセスメントを外在化するためには紙に書き出すことが役に立つ。そうすることにより，客観的に見ることができる，第三者と共有できる，さらに後になって自分のストレス体験を振り返ることができる。

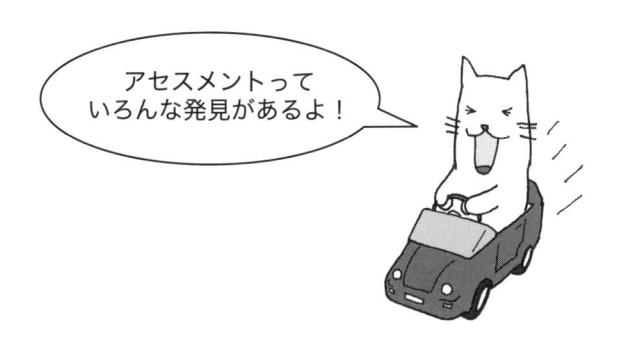

アセスメントっていろんな発見があるよ！

これからFさん（20代女性・会社員）がストレスを感じたエピソードを例に取って，CBTの基本モデルに基づくアセスメントの具体例を紹介します。

Fさんが最近ストレスを感じた具体的なエピソード

6月7日
　今年の夏休みに，友人と一緒に海外旅行に行く計画を立てている。昨夜，希望しているツアーの問い合わせをしたところ，旅行希望日の日程は飛行機の残席があと3つで，明日中に前金2万円×2名分を振り込み，メールで申し込めば確約できるとの回答があった。問い合わせ後すぐにメールで，明日中に申し込めば希望日程で確約できるということを友人に伝えたが，友人からは今日の午前中いっぱいまで返信がない。会社がお昼休みになったとき，今日中に旅行会社に代金を振り込まなくてはならないことを考えてすごく焦った。「間に合わなかったらどうしよう」「大事な用件なのに，なぜ早く返事をしないんだ」と考えて不安でイライラしながら，もう1回メールを送ろうとしたが，「でももう1回メールしたらしつこいと思われるかも」とも考えて，結局はそれを送らなかった。

このような体験をCBTの基本モデルに沿ってアセスメントすると，次のようになります。

例　Fさんのアセスメント

ストレスを感じる状況・出来事
6月7日
今日中に旅行会社にツアー代金の一部の振り込みと，メールでの旅行申し込みをしなくてはならないのに，一緒に旅行する友達からメールの返事が返ってこない。12時になり，お昼休みにさしかかったとき。

認知（自動思考）
「早く振り込まないと希望日程でツアーの予約が取れない」
「もっと早く旅行会社に問い合わせるべきだった」
　友達がメールを見てそのままにしている姿をイメージ
「あの子はいつもルーズなんだから」
「今ならメールできるから，もう一回送ろうかな」
「でももう一回メールしたらしつこいと思われるかも」

気分・感情
焦り　　　80%
後悔　　　40%
イライラ　70%
不安　　　80%

ストレス反応

身体反応
呼吸が浅くなる
胸が軽くドキドキする

行　動
携帯を取り出して友達に送るメールの文面を書くが，送信はせずそのまま消去する。

対処
- 「5時半の退社まで待って返事がなかったら電話しよう」と心の中で決めた。
- 友達と連絡が取れなかった場合を想定して，会社の昼休み中，旅行会社に「申し込みはしたいが，振り込みだけ一日待ってもらえないか」と問い合わせた。
- 「希望日程の旅行はこのツアーだけじゃないさ」と，自分に言い聞かせた。
- とりあえず会社の仲間とランチに出かけ，好きなものを食べた。

Fさんは「今日中に旅行会社にツアー代金の一部の振り込みと，メールでの旅行申し込みをしなくてはならないのに，一緒に旅行する友達からメールの返事が返ってこない」という状況がきっかけとなり，「早く振り込まないと希望日程でツアーの予約が取れない」「あの子はいつもルーズなんだから」などのさまざまな「自動思考」が浮かび，焦りやイライラといった「気分・感情」とともに，呼吸が浅くなる，胸がドキドキするといった「身体反応」が生じています。そこで，「今ならメールできるから，もう1回送ろうかな」という「自動思考」によって，友達に送るメールの文面を書くという「行動」を取るのですが，「もう1回メールを送るとしつこいと思われるかも」という「自動思考」から不安になり，結局はメールを送信しないまま消去するという行動が取られています。

　このようなストレスのなかでも，Fさんは「5時半の退社まで待って返事がなかったら電話しよう」「希望日程の旅行はこのツアーだけじゃないさ」と考えたり，とりあえずランチに出かけ，好きなものを食べたり，旅行会社に振り込みの延期ができないか問い合わせてみたり，という対処を取っています。今回，Fさんはこのような対処によって，結果としてなんとかストレスをやり過ごすことができていたようです。

　このFさんのストレスのエピソードの顛末ですが，午後1時に友人からあわててFさんに電話がありました。友人は謝罪し，2人分の旅行の前金をすぐに振り込んでくれるということになりました。Fさんはほっとして，友人に感謝し，ストレス反応は解消されました。

第3回

ワーク3 ▶▶▶

◆ストレスを感じた状況・出来事とストレス反応（認知（自動思考），気分・感情，身体反応，行動）を書き出してみましょう。さらにそのときの対処も書き出してみましょう。

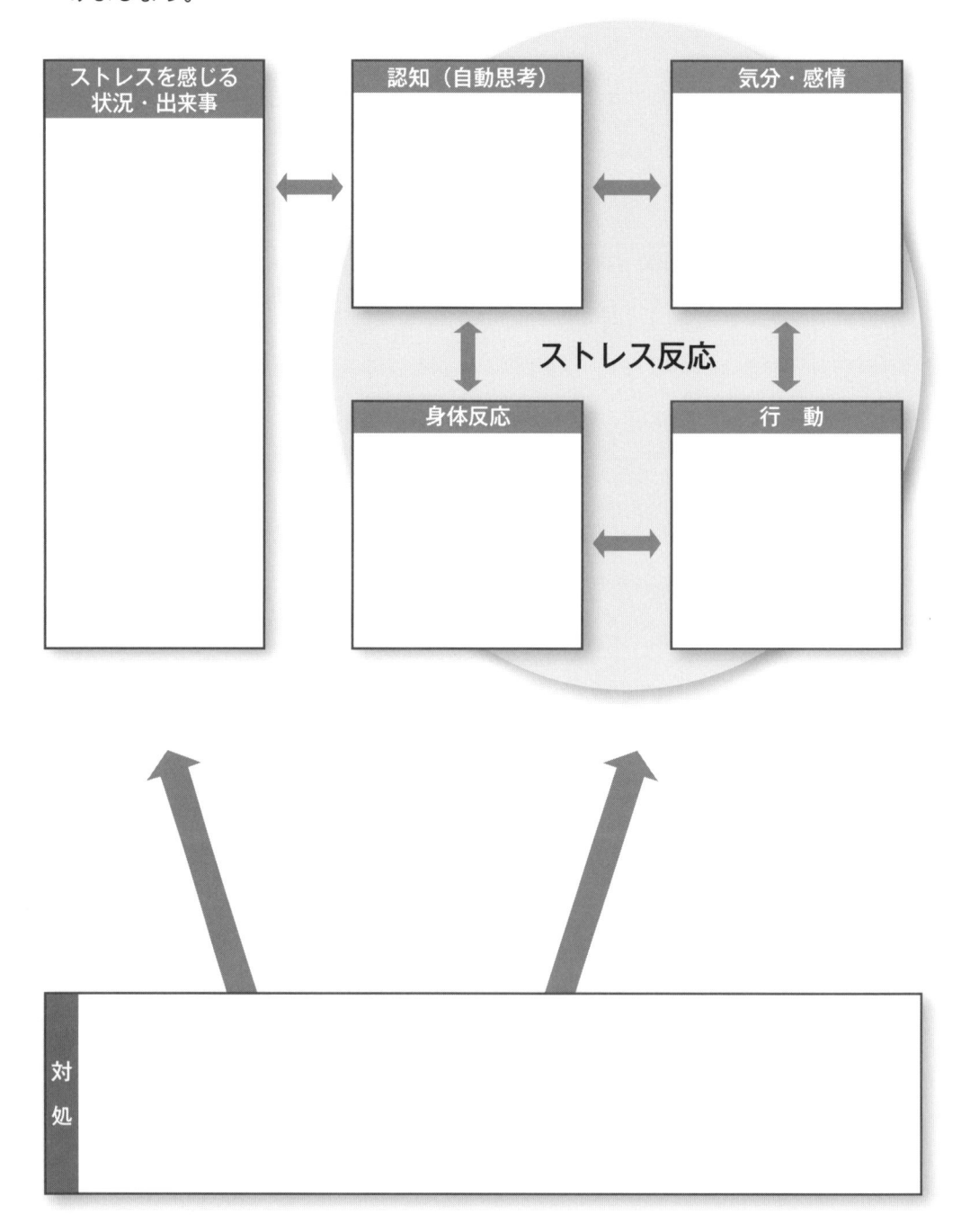

ストレスを感じる状況・出来事	認知（自動思考）	気分・感情

ストレス反応

身体反応	行　動

対処

ワーク4 ▶▶▶

◆p.60のワーク3で外在化した自分の体験を発表し、お互いに感想を言い合いましょう。「良い・悪い」といった価値判断は抜きにして、お互いのストレス体験の特徴について感じたことを話し合いましょう。

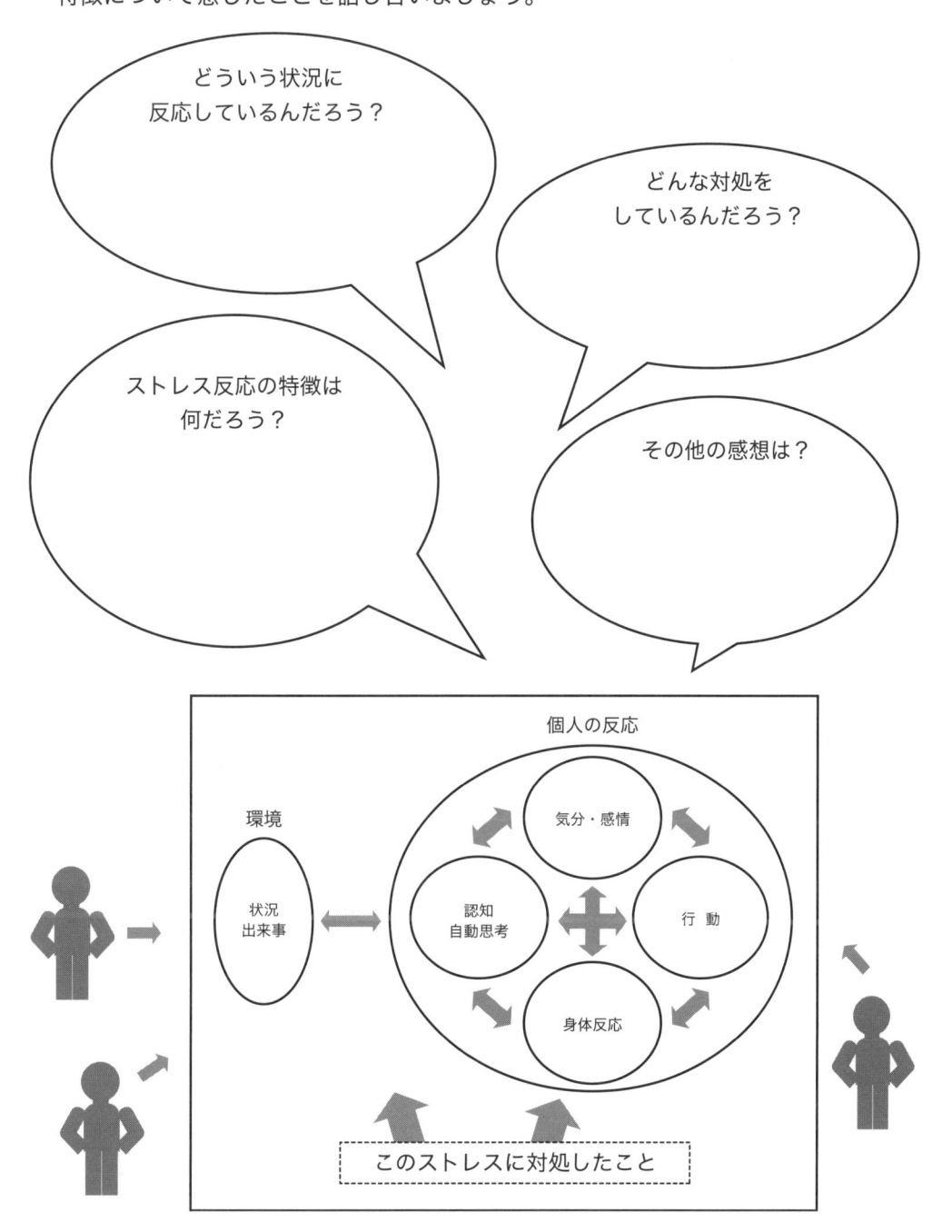

第3回

- どういう状況に反応しているんだろう？
- どんな対処をしているんだろう？
- ストレス反応の特徴は何だろう？
- その他の感想は？

個人の反応

環境
- 状況・出来事
- 認知・自動思考
- 気分・感情
- 行動
- 身体反応

このストレスに対処したこと

2 第3回 まとめ

◆アセスメントとは,「環境」と「個人の反応」をモニタリングし,外在化して,それをCBTの基本モデルに沿って整理したり,理解したりすることです。

◆ストレス体験への対処を見ていくこともアセスメントの一環です。どのような対処を試みているかを書き出すことで,ストレス体験の全体像がより明確になります。

ホームワーク ③

◆今週,ストレスを感じた状況・出来事とストレス反応(認知(自動思考),気分・感情,身体反応,行動)を書き出してみましょう。さらにそのときの対処も書き出してみましょう。

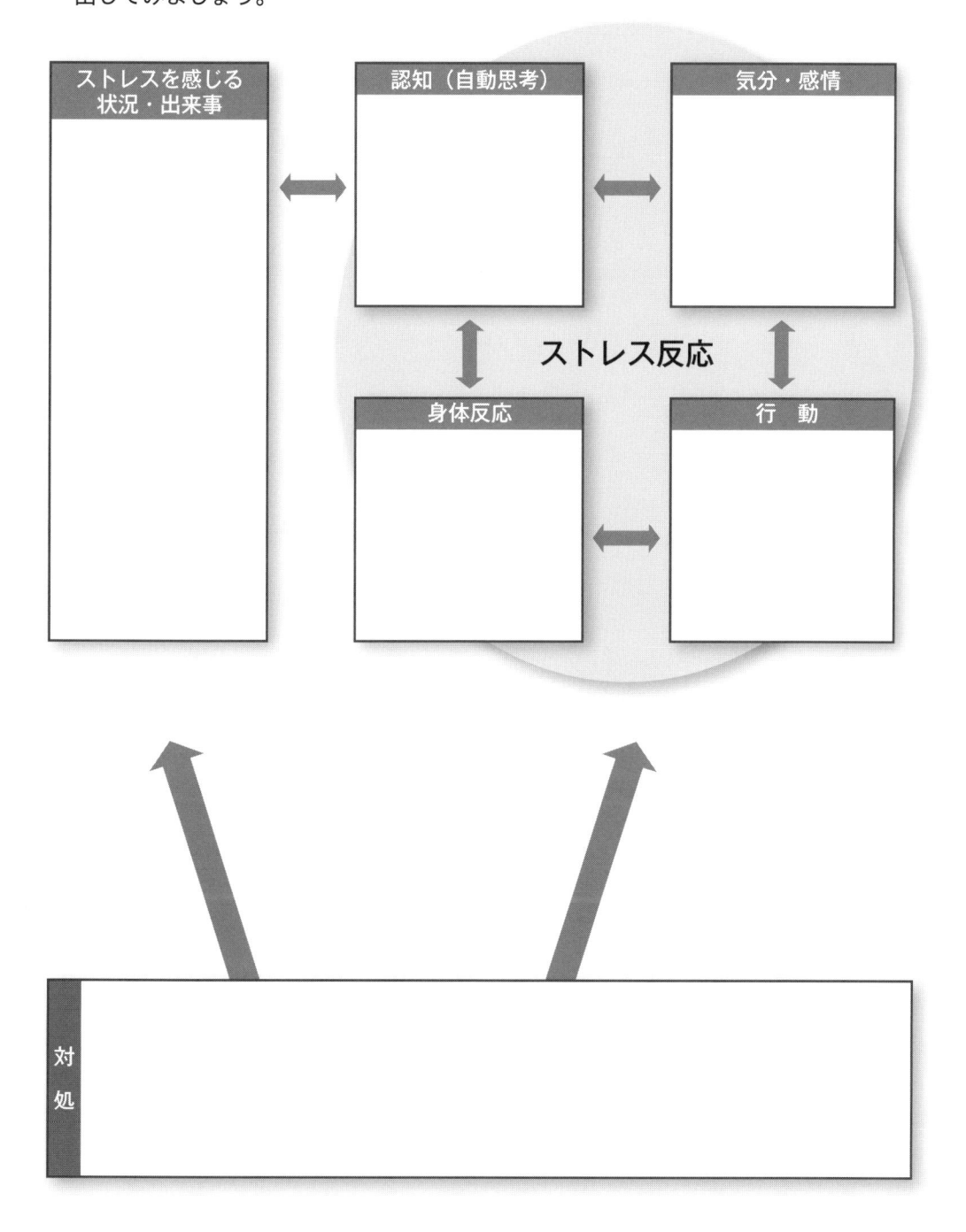

ストレスを感じる状況・出来事	認知(自動思考)	気分・感情

ストレス反応

身体反応	行　動

対処

第4回

自分のストレスを知ろう3

第4回　プログラム内容

1．自動思考について
　　1　自動思考を細かく捉えよう
　　2　自動思考のパターンについて

> **ワーク5**
> ◆外在化したストレス体験（とくに自動思考）について話し合おう

2．第4回　まとめ

> **ホームワーク4**
> ◆1週間のストレス体験（とくに自動思考）をアセスメントしよう

1 自動思考について

1 自動思考を細かく捉えよう

　自動思考とは，さまざまな**環境**に対して，ひとりでに浮かんでくる考えやイメージのことをいいます（pp.33-34）。

　ストレス反応のなかでも，とくに「自動思考」はストレス反応の要であり，重要な役割を果たしています。図1を見てください。「ストレスを感じる状況・出来事」に対して，「自動思考」が介在することから，「気分・感情」「身体反応」「行動」が決定されます。だからこそ，「自動思考」を詳細に捉えて，「気分・感情」「身体反応」「行動」と，その「自動思考」とがどのように結びついているかを丁寧に見ていくことで，自分のストレス体験をより具体的に理解することができます。そのためには，「自動思考」をはじめ，ストレス体験を何度も繰り返しモニタリングして外在化するという練習が必要となります。自動思考を詳細に捉えストレス体験を外在化したら，それを価値判断なしにマインドフルに（pp.46-47）眺めてみましょう。

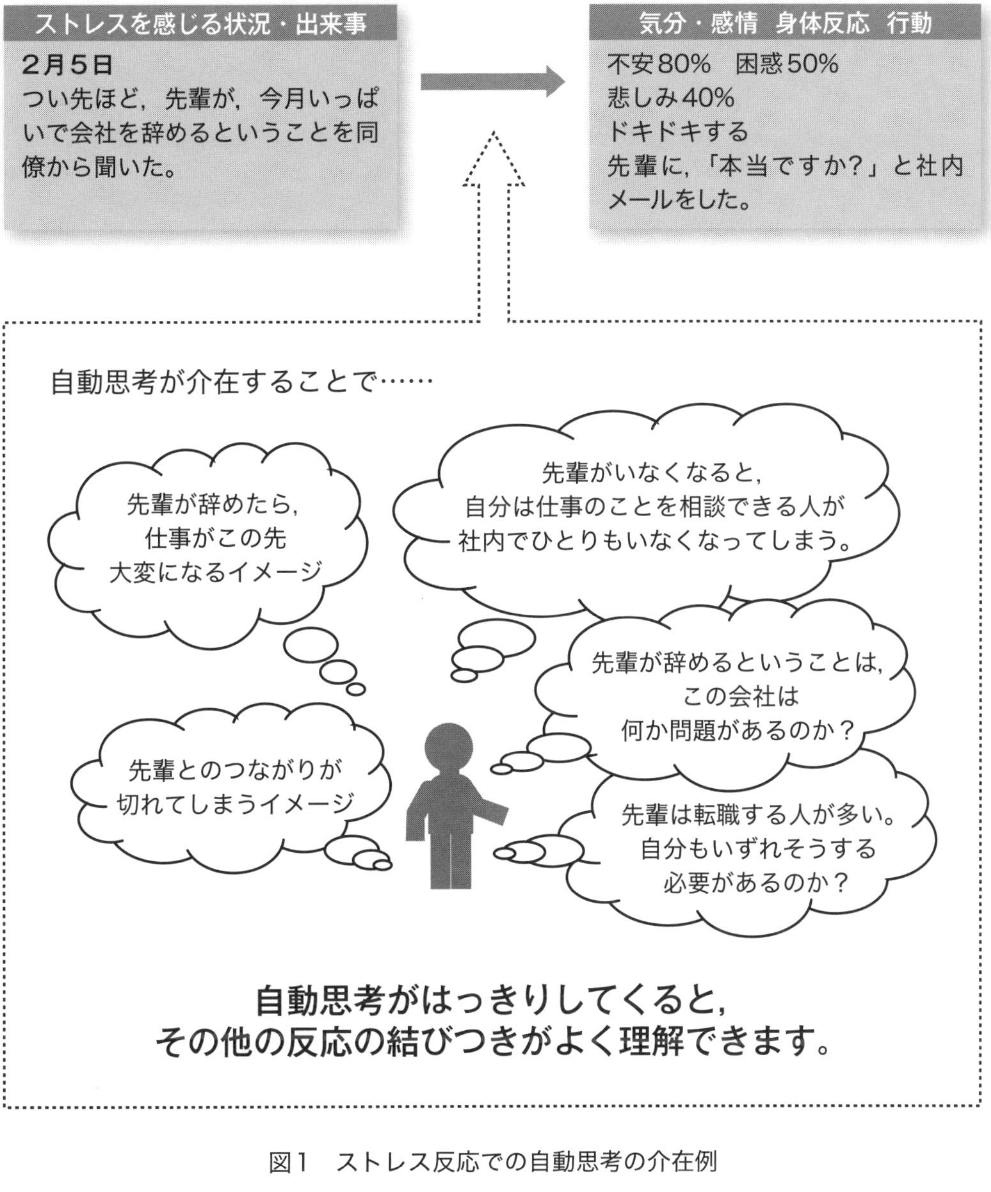

ストレスを感じる状況・出来事	気分・感情 身体反応 行動
2月5日 つい先ほど,先輩が,今月いっぱいで会社を辞めるということを同僚から聞いた。	不安80% 困惑50% 悲しみ40% ドキドキする 先輩に,「本当ですか?」と社内メールをした。

自動思考が介在することで……

- 先輩が辞めたら,仕事がこの先大変になるイメージ
- 先輩がいなくなると,自分は仕事のことを相談できる人が社内でひとりもいなくなってしまう。
- 先輩とのつながりが切れてしまうイメージ
- 先輩が辞めるということは,この会社は何か問題があるのか?
- 先輩は転職する人が多い。自分もいずれそうする必要があるのか?

**自動思考がはっきりしてくると,
その他の反応の結びつきがよく理解できます。**

図1 ストレス反応での自動思考の介在例

2 自動思考のパターンについて

　自動思考にはさまざまなものがありますが，なかにはストレス反応と結びつく自動思考もあります。そのような自動思考は，一定の特徴（パターン）を持っている場合があります。

　ストレス体験を何度か外在化し，そのときの自動思考を並べてみると，そのパターンに気がつきやすくなります。

　よく見られるパターンの例を示します。

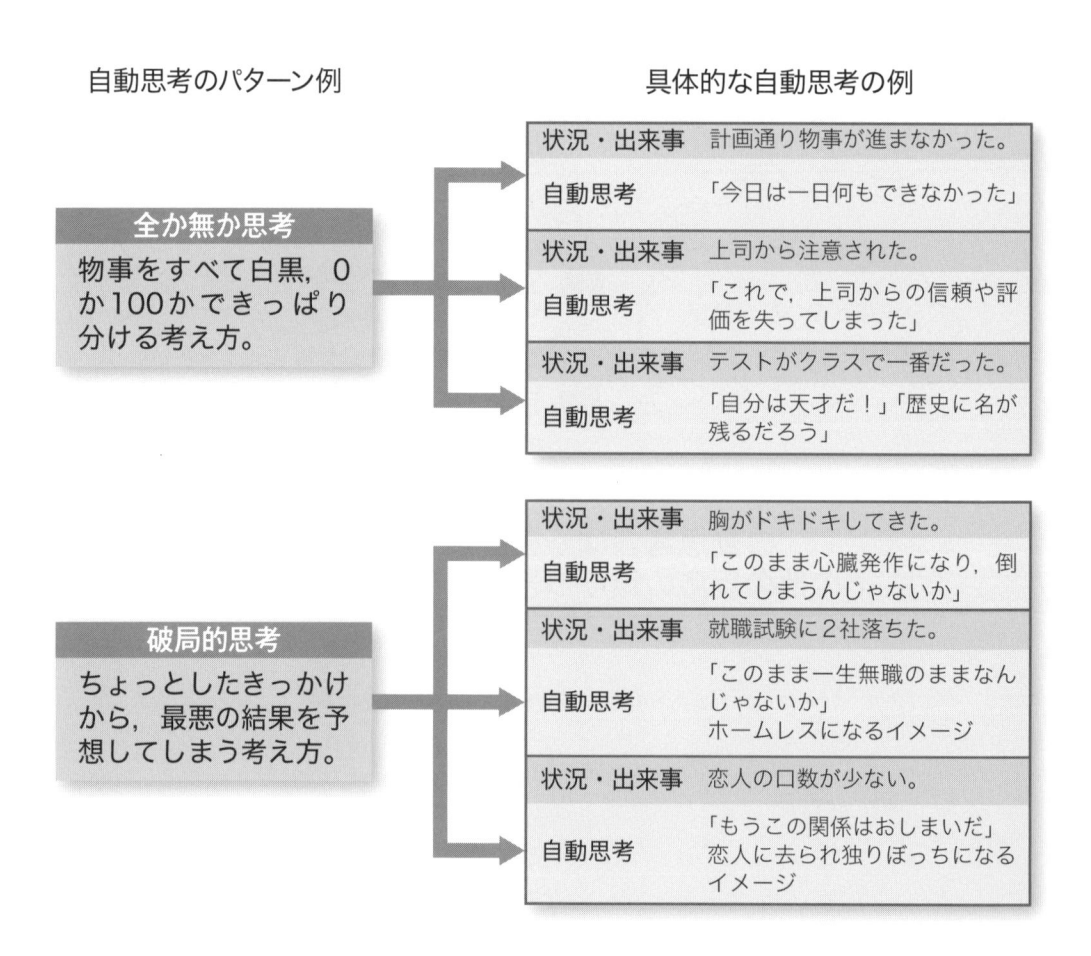

自動思考のパターン例　　　　　　　具体的な自動思考の例

全か無か思考
物事をすべて白黒，0か100かできっぱり分ける考え方。

状況・出来事	計画通り物事が進まなかった。
自動思考	「今日は一日何もできなかった」
状況・出来事	上司から注意された。
自動思考	「これで，上司からの信頼や評価を失ってしまった」
状況・出来事	テストがクラスで一番だった。
自動思考	「自分は天才だ！」「歴史に名が残るだろう」

破局的思考
ちょっとしたきっかけから，最悪の結果を予想してしまう考え方。

状況・出来事	胸がドキドキしてきた。
自動思考	「このまま心臓発作になり，倒れてしまうんじゃないか」
状況・出来事	就職試験に2社落ちた。
自動思考	「このまま一生無職のままなんじゃないか」ホームレスになるイメージ
状況・出来事	恋人の口数が少ない。
自動思考	「もうこの関係はおしまいだ」恋人に去られ独りぼっちになるイメージ

自動思考のパターン例	具体的な自動思考の例	
べき思考 「〜すべき」「〜すべきではない」と考え，自分や他者の行動を厳しく批判する考え方。	状況・出来事	風邪で仕事を早退した。
	自動思考	「私はだらしないな！」「風邪くらいで仕事を早退すべきではない」
	状況・出来事	待ち合わせの時間に「10分遅刻する」と友人からメールが入る。
	自動思考	「ひどい！」「待ち合わせには遅れるべきではない！」
	状況・出来事	子どもの試験の結果にケアレスミスがいくつかあった。
	自動思考	「どうして気をつけられないのだろう」「ケアレスミスなんかすべきじゃない」
自己関連づけ 何かの事象を，自分に関連づけて捉える考え方。	状況・出来事	出勤したら上司の機嫌が悪い。
	自動思考	「私が何か怒らせるようなことをしたのかもしれない」
	状況・出来事	自分の所属しているサッカーチームが試合で負けた。
	自動思考	「負けたのは自分のせいだ。みんな，ごめんなさい」
	状況・出来事	好きな子と目が合ってニッコリと微笑まれた。
	自動思考	「お，これは脈アリなのではないか？」
読心術 人の心の中をやたらと推測してしまう考え方。	状況・出来事	食事中，友人がチラッと時計を見た。
	自動思考	「早く帰りたいのかな？」
	状況・出来事	近所の人にあいさつをしたら，目をそらされて返事をされた。
	自動思考	「私とかかわりたくないと思っているのかな？」
	状況・出来事	電車の中で隣に座っているひとが貧乏ゆすりをしている。
	自動思考	「一体，何をイライラしているのかな？」

第4回

自動思考のパターンは，ここに挙げた5つだけではなく，他にもさまざまなものがあるでしょう。ここに示したパターンは，どちらかというとストレス反応を増大させることが多いと言われていますが，必ずしもこれらがネガティブなストレス反応に結びつくわけではありません。たとえば「自己関連づけ」の例で示した「好きな子と目が合ってニッコリと微笑まれた」という「状況・出来事」に対し，「お，これは脈アリなのではないか？」という「自動思考」はたしかに「自己関連づけ」というパターンに含まれます。ですが，この場合はネガティブな「気分・感情」ではなく，むしろポジティブな「気分・感情」が生じています。

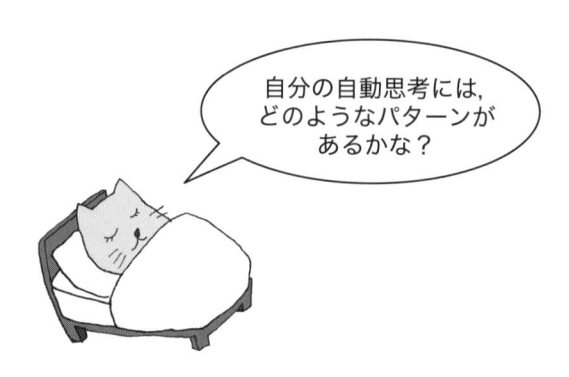

ワーク5 ▶▶▶

◆p.63のホームワーク3で外在化した自分の体験を発表し，とくに自動思考に注目して，お互いに感想を言い合いましょう。「良い・悪い」といった価値判断は抜きにして，お互いのストレス体験の特徴について感じたことを話し合いましょう。

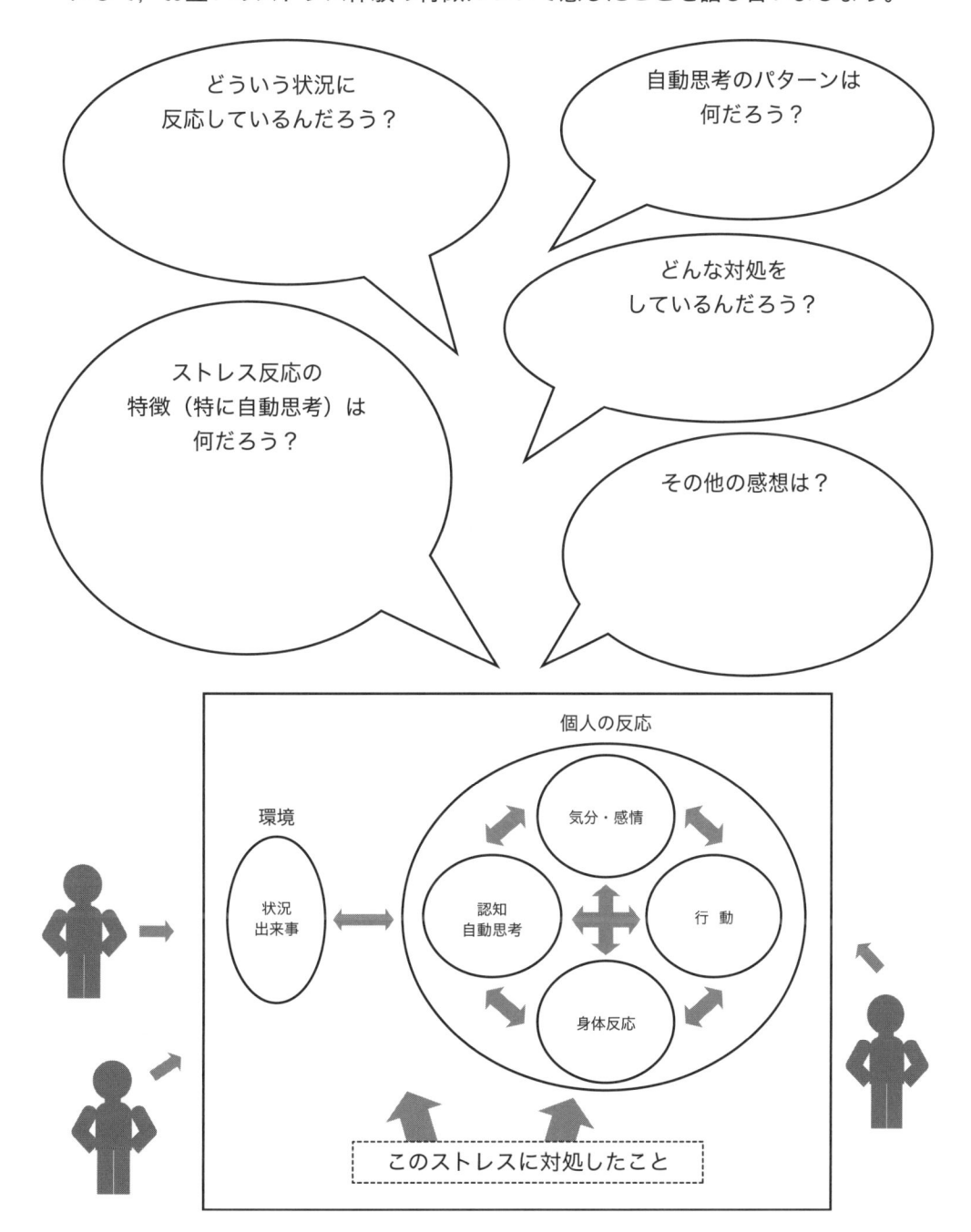

- どういう状況に反応しているんだろう？
- 自動思考のパターンは何だろう？
- どんな対処をしているんだろう？
- ストレス反応の特徴（特に自動思考）は何だろう？
- その他の感想は？

個人の反応

環境
状況・出来事 ⇔ 認知・自動思考 — 気分・感情 — 行動 — 身体反応

このストレスに対処したこと

第4回

2 第4回 まとめ

◆「自動思考」はストレス反応の要なので,「自動思考」を詳細に捉えて, それと「気分・感情」「身体反応」「行動」がどのように結びついているかを, ていねいに見ていくことが大切です。

◆「自動思考」を詳細に書き出したアセスメントは, 価値判断することなくマインドフルに眺めましょう。

◆マインドフルにストレス体験を眺めることで, 自分のストレス体験のパターンが見えてきます。

ホームワーク ④

◆今週，ストレスを感じた状況・出来事とストレス反応（認知（自動思考），気分・感情，身体反応，行動）を書き出してみましょう。とくに自動思考に注目して詳細に捉えましょう。さらにそのときの対処も書き出してみましょう。

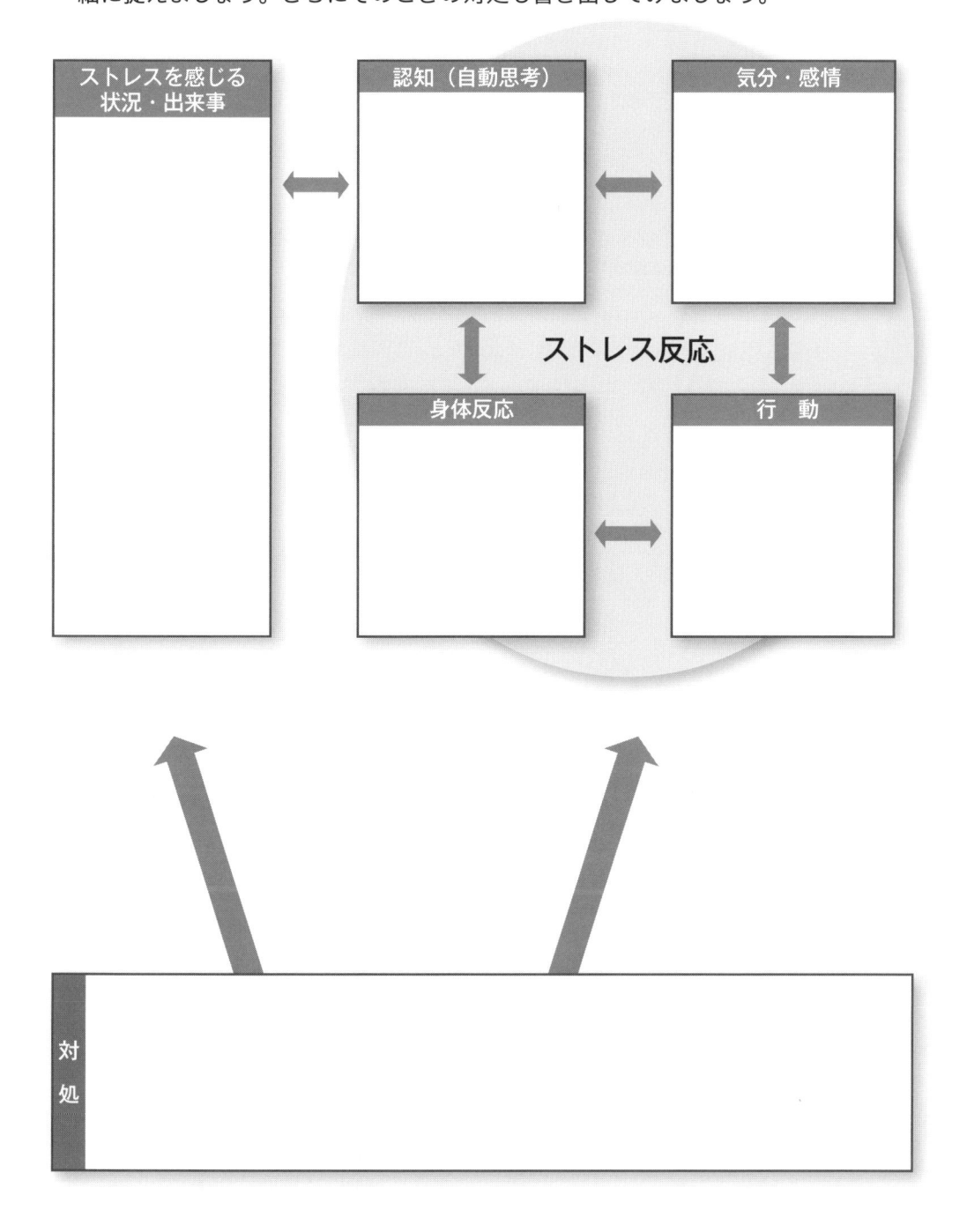

ストレスを感じる状況・出来事	認知（自動思考）	気分・感情

ストレス反応

身体反応	行　動

対処

第4回

第5回

自分のストレスを知ろう4

第5回　プログラム内容

1．アセスメントのまとめ
　　1　ストレス体験をきめ細かく見直してみよう
　　2　自分のストレス体験のパターンをまとめてみよう

> **ワーク6**
> 　◆外在化したストレス体験について話し合おう
>
> **ワーク7**
> 　◆自分のストレス体験の傾向をまとめてみよう

2．第5回　まとめ

> **ホームワーク5**
> 　◆ワーク7でまとめた自分のストレス体験のまとめに基づいて自分を観察しよう

1 アセスメントのまとめ

1　ストレス体験をきめ細かく見直してみよう

　これまでアセスメントを何度か繰り返して，自分のストレス体験の傾向がだんだんと見えてきたことと思います。今回は，まず自分のこれまでのストレス体験全般をきめ細かく見直しましょう。アセスメントをじっくり見直すことで，「環境」－「個人の

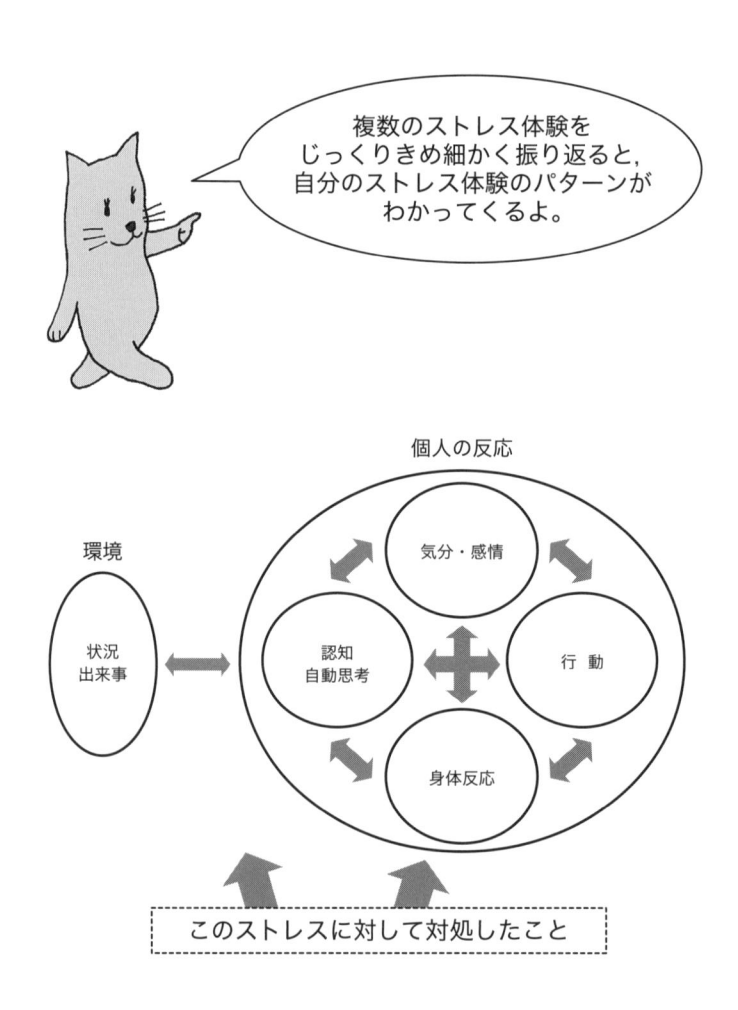

> 複数のストレス体験を
> じっくりきめ細かく振り返ると，
> 自分のストレス体験のパターンが
> わかってくるよ。

環境：状況・出来事

個人の反応：気分・感情／認知・自動思考／行動／身体反応

このストレスに対して対処したこと

反応」の相互作用や,「個人の反応」内の相互作用がより明確になり,「なるほど, こういう流れで自分はストレスを体験しているんだな」というように, 自らのストレス体験について, そして, ひいては自分自身のことについても理解を深めることができます。

2 自分のストレス体験のパターンをまとめてみよう

アセスメントを通じて, 自動思考のパターンが見えてきたら, それをさらに広げてストレス体験全体のパターンを見てみましょう。自分のストレス体験のパターンを知ることで, ストレスを感じたとき,「あぁ, また自分のクセが出ているな。どんな感じ

ネコだったら, こんなまとめになるかもしれません……

私はいつもの時間にエサが出てこないという状況があると,「忘れられたのでは？」「半日ずっとお腹が空いているイメージ」という自動思考が出てきて不安になり, 心臓がドキドキする。それで, 棚にある置物をわざと落として, ご主人に気づかせようとするな……

か観察してみよう」と，マインドフルに自分の体験と向き合うことができます。それによって，次に似たような体験をしたときに，さらにそれを観察したり受け止めたりしやすくなります。

　CBTでは，第1回で述べたとおり，ストレス体験をアセスメントした後，認知と行動に焦点を当ててストレス対処の工夫をしていきます。したがって，これから取り組んでいくプログラムの後半では，自分のストレス体験について，今までやっている対処に加えて，さらにどんな認知と行動の対処の工夫ができるかを検討します。

　そういったさらなる工夫をするためには，自分の今の認知と行動のパターンをしっかりと外在化したり理解したりすることが大事です。

　今回のプログラムでは，p.87のワーク7で，自分のストレス体験のパターン（特に認知と行動のパターン）をまとめてみましょう。

　その前にGさん（30代男性・会社員）のこれまでのアセスメントをまとめた，ストレス体験全体のパターンの例をご紹介します。

ワーク6 ▶▶▶

◆ホームワーク1〜4で外在化した自分の体験を見直し，感じたことを発表しましょう。「良い悪い」といった価値判断は抜きにして，お互いのストレス体験の特徴について気づいたことを話し合いましょう。

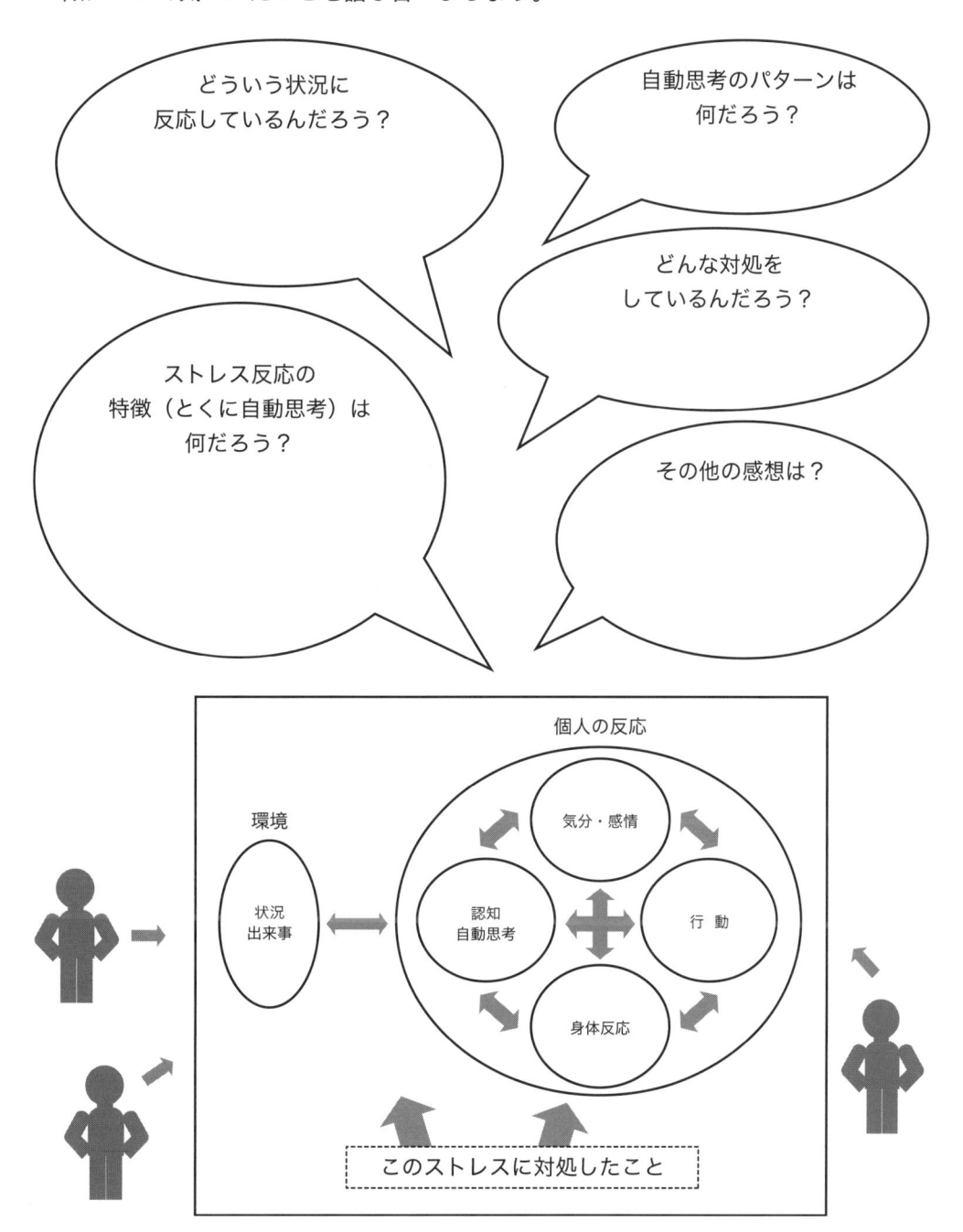

- どういう状況に反応しているんだろう？
- 自動思考のパターンは何だろう？
- どんな対処をしているんだろう？
- ストレス反応の特徴（とくに自動思考）は何だろう？
- その他の感想は？

【環境】状況・出来事 ↔ 【個人の反応】認知・自動思考／気分・感情／行動／身体反応

このストレスに対処したこと

第5回

Gさんのストレスのアセスメント①

ストレスを感じる状況・出来事
会議で発表をしているときに、上司が首をかしげているのが目に入った。

認知（自動思考）
「わかりづらい発表と思っているんじゃないか」「もしそうだとしたら、自分はおしまいだ」もう二度と仕事をまかせてもらえないイメージ

気分・感情
- 不安　90%
- 緊張　80%
- 焦り　100%
- 恐怖　80%

身体反応
ドキドキ　手のふるえ　のどのつまり

行動
上司から目をそらした　発表を途中で切り上げた

対処
- 「終わったことだから大丈夫」と忘れるようにする
- 外で酒を飲む
- 帰宅後、すぐに寝る

Gさんのストレスのアセスメント②

ストレスを感じる状況・出来事
自分がこれからとりかかる仕事に対して、先輩と上司の指導が違っていた。

認知（自動思考）
「どっちの言うことを聞けばいいんだろう」「どっちをとっても1人からは嫌われる」「そうなったらおしまいだ」

気分・感情
- 不安　90%
- 焦り　90%
- 恐怖　80%

身体反応
ドキドキ　めまい

行動
先輩を避ける　上司を避ける　その仕事を先延ばしにする

対処
- 「終わったことだから大丈夫」と忘れるようにする
- 外で酒を飲む
- 帰宅後、すぐに寝る

Gさんによるストレスのアセスメントのまとめ

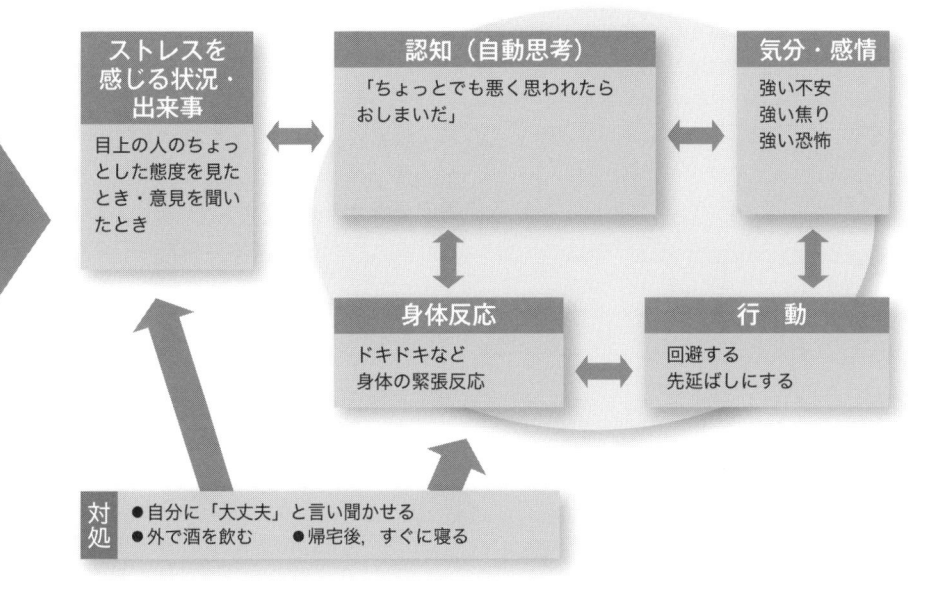

```
ストレスを感じる状況・出来事
目上の人のちょっとした態度を見たとき・意見を聞いたとき
　　⇔
認知（自動思考）
「ちょっとでも悪く思われたらおしまいだ」
　　⇔
気分・感情
強い不安
強い焦り
強い恐怖
　　⇕　　　　　　　　　　　⇕
身体反応
ドキドキなど
身体の緊張反応
　　⇔
行　動
回避する
先延ばしにする

対処
●自分に「大丈夫」と言い聞かせる
●外で酒を飲む　●帰宅後、すぐに寝る
```

　Gさんは、①②を含めた数枚のアセスメントシートをもとに、ストレス状況、ストレス反応、および対処の共通項を抽出し、アセスメントのまとめをしてみました。

　Gさんがストレスを感じやすい「状況・出来事」は「目上の人のちょっとした態度や意見を聞いたとき」と、まとめられそうです。そのような状況に対して、「ちょっとでも悪く思われたらおしまいだ」というような「自動思考」が出やすく、その結果、「気分・感情」は、強い不安や焦り、恐怖となりやすいようです。さらに、「身体反応」としては、ドキドキなどの緊張反応が生じやすく、最終的には、回避する・先延ばしにするといった「行動」を取りやすいようです。

　Gさんがストレス体験のなかでよく行う対処としては、「自分に『大丈夫』と言い聞かせる」「外で酒を飲む」「帰宅後、すぐに寝る」というものがありました。

このように，複数のアセスメントシートの共通項をまとめていくことで，自分のストレス体験のパターンをつかんでいきましょう。

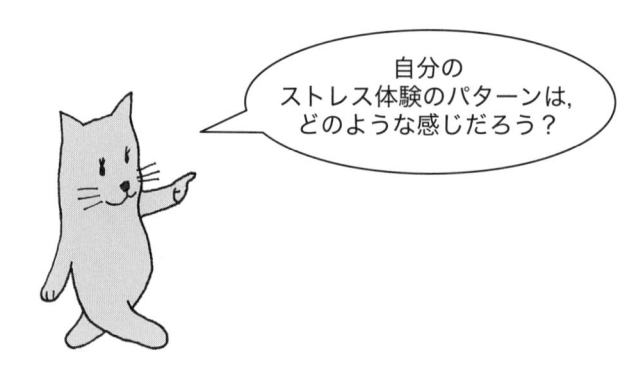

自分の
ストレス体験のパターンは，
どのような感じだろう？

ワーク7 ▶▶▶

◆後半に向けて,これまでの自分のストレス体験のパターンについてまとめて,さらに書き出すことで外在化してみましょう。書き終えたら,参加者同士で発表し合いましょう。

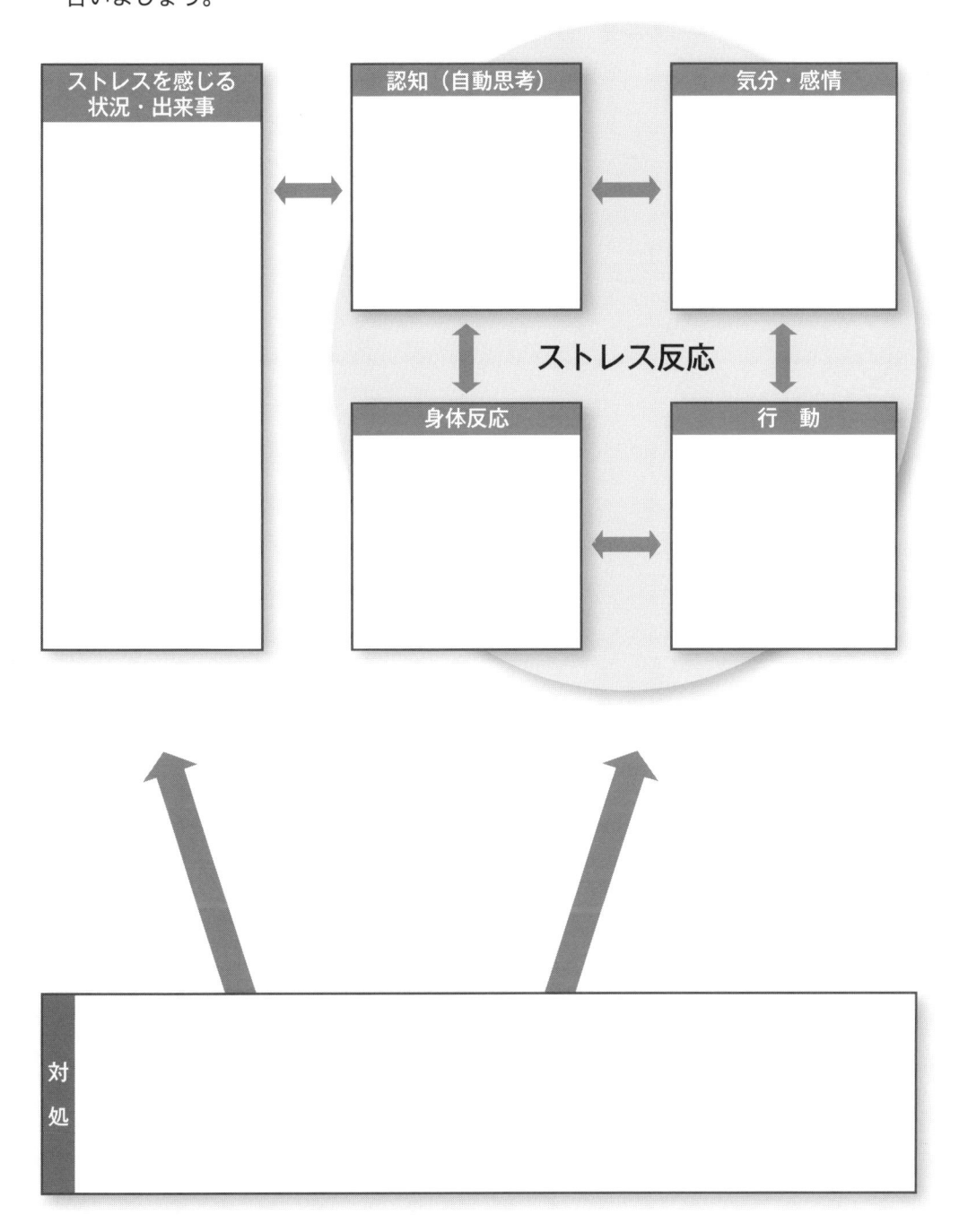

ストレスを感じる状況・出来事	認知（自動思考）	気分・感情

ストレス反応

身体反応	行　動

対処

2　第5回　まとめ

◆アセスメントをていねいに見直すことで，自分らしい反応傾向が理解でき，よりよい自己理解につながります。

◆ストレス体験のパターンを知ることでマインドフルに自分のストレス体験と向き合うことができます。また，認知と行動への対処を工夫するためにもそのパターンを知ることは大切です。

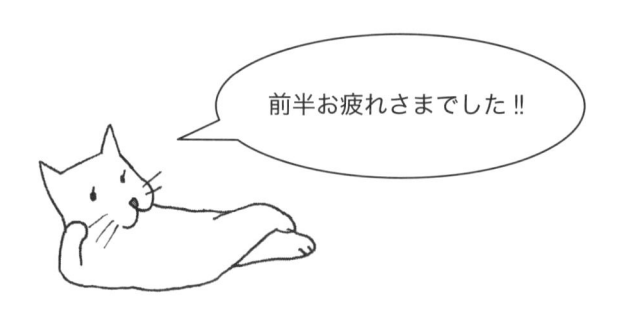

前半お疲れさまでした!!

ホームワーク ⑤

◆p.87のワーク7でまとめた「ストレス体験のまとめ」にしたがって，1週間自分のストレス体験をじっくりとモニタリングしましょう。そのうえで，必要があれば，反応に付け加えましょう。さらに，「ストレス体験のまとめ」をモニタリングした感想も書きましょう。

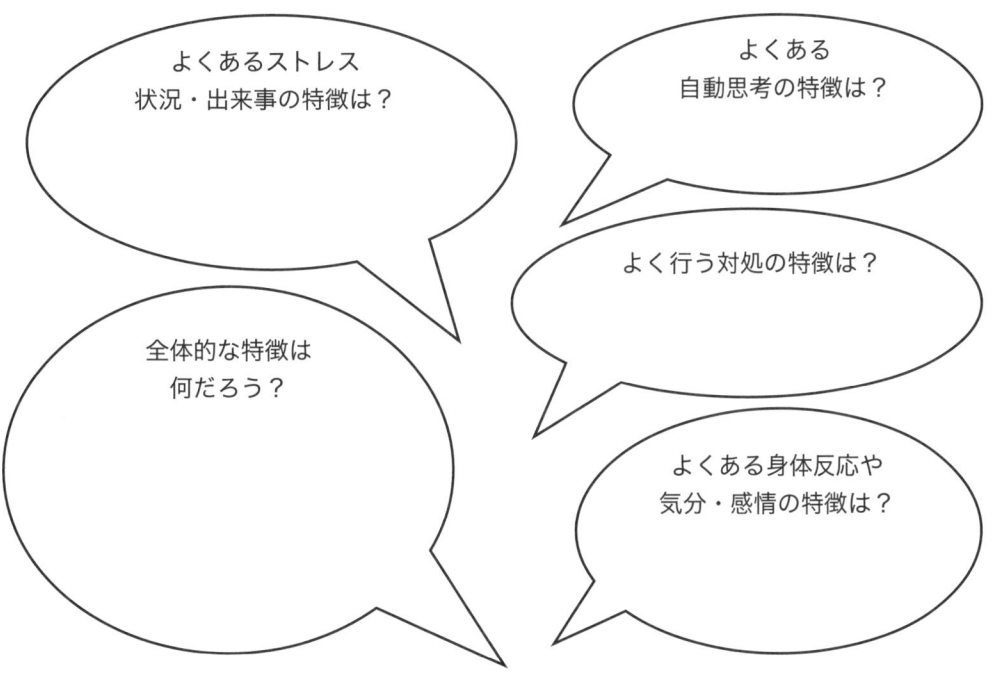

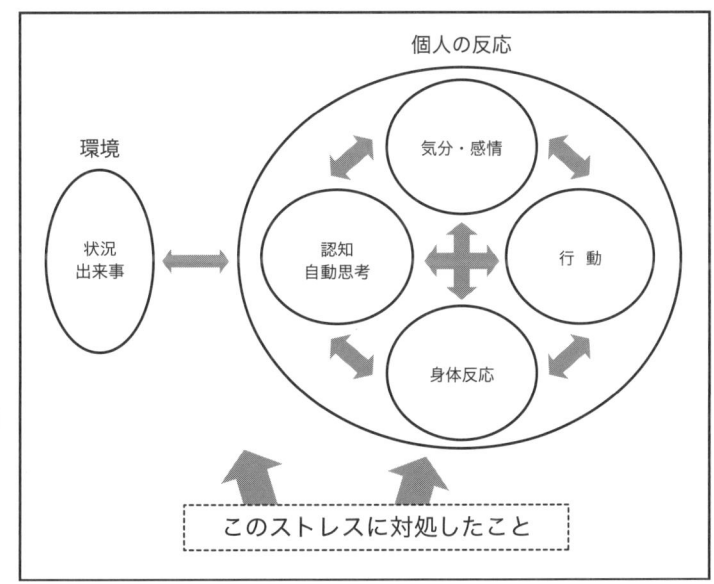

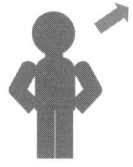

- よくあるストレス状況・出来事の特徴は？
- よくある自動思考の特徴は？
- よく行う対処の特徴は？
- 全体的な特徴は何だろう？
- よくある身体反応や気分・感情の特徴は？

個人の反応

環境
- 状況 出来事
- 認知 自動思考
- 気分・感情
- 行動
- 身体反応

このストレスに対処したこと

第6回

幅広いものの捉え方を検討しよう1

第6回 プログラム内容

1. 認知再構成法に取り組もう1
　　1　認知再構成法とは
　　2　認知再構成法の意義
　　3　認知再構成法の手続きの流れ
　　4　認知再構成法の手続き①
　　　　――ストレス場面における自動思考を同定する
　　5　認知再構成法の手続き②
　　　　――検討する自動思考を選択する

> **ワーク8**
> ◆ストレス場面の自動思考を同定し，検討する自動思考を選択しよう

2. 第6回 まとめ

> **ホームワーク6**
> ◆ストレス場面の自動思考を同定し，検討する自動思考を選択しよう

1 認知再構成法に取り組もう１

1 認知再構成法とは

　認知再構成法とは，ストレス反応のなかでもとくに認知（そのなかでもとくに自動思考）に焦点を当て，ストレス反応に関連している自動思考をさまざまな角度から検討することによって新たな思考を生み出し，その結果，ストレス反応の軽減をめざす方法です。認知再構成法は，練習によって身につけることができるスキルです。このスキルが身についてくると，最終的には認知における柔軟性が高まり，ストレスへの対処力が向上します。

　アセスメントのフェーズで自分のストレス体験の特徴が少しずつつかめてきたことと思います。自動思考そのものにはさまざまなものがあり，ストレス反応の一部となる場合もあれば，そうでない場合もあります。また，自動思考がストレス反応の一部となっているときでも，それがストレス反応として妥当な場合もあれば，そうでない場合もありますし，妥当であったとしても自動思考を持ち続けることでストレス反応が強くなることもあります。自動思考の内容が妥当でなかったり，ストレス反応を強めているときには，さまざまな角度から自動思考を検討して認知再構成法を行うことが役立ちます。

　図1を見てください。「電車が遅延のため，会社の先輩との待ち合わせに遅れそう」という状況において，「遅延も想定して早めに出るべきだった」「遅延のせいでだらしのないやつと思われてしまう。信用を失ったらどうするんだ」という自動思考が生じています。不安（60％），焦り（80％），イライラ（80％）という気分・感情とともに，「動悸」「頭に血が上る」という身体反応が生じ，「時計を何度も見る」「舌打ちする」という行動が取られています。ここで，「電車が遅延のため，会社の先輩との待ち合わせに遅れそう」という「状況」そのものを変えることは難しいでしょう。そこで，

少しでもストレス反応を軽減するために認知再構成法を行った結果が図2になります。さまざまな角度から自動思考を検討し，もとの「自動思考」に「遅延は不可抗力だ」「連絡すれば問題はない」「連絡してあきらめよう」という新たな考えを加えたところ，「気分・感情」は不安（20%），焦り（20%），イライラ（30%），「身体反応」は「動悸がおさまる」，「行動」は「本を読みだす」というように変化しました。このようにストレス反応の一部となっている自動思考（図1）に図2のような**新たな思考**を加える工夫を認知再構成法といいます。認知再構成法はいくつかの手続きがあり，その手続きは段階を踏んで練習していきます。

　認知再構成法は，はじめは難しいと感じられるかもしれませんが，皆さんも普段何気なくこれと同じようなことをやっています。たとえば，天気予報が外れて帰りに雨が降ってきたとき，「天気予報では雨が降らないと言ってたから，新しい靴を履いてきたのにな」などと考え，残念な気分になりながらも，「こんなこともあるか」とか，「とりあえずコンビニで傘を買おう」などと考えて気分を切り替えたことがあるのではないでしょうか。認知再構成法は何度か練習して，少しずつ慣れていく必要があります。まずは，「うまくやる」ことではなく，「やってみる」ことが大切です。

　本プログラムでは，第6回〜第8回にかけて段階的に認知再構成法を習得します。

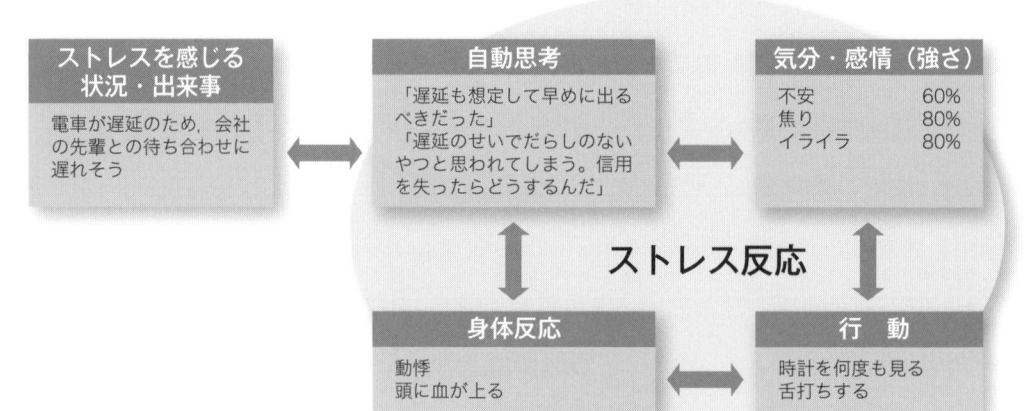

図1 認知再構成を行う前

ストレスを感じる状況・出来事
電車が遅延のため，会社の先輩との待ち合わせに遅れそう

自動思考
「遅延も想定して早めに出るべきだった」
「遅延のせいでだらしのないやつと思われてしまう。信用を失ったらどうするんだ」

気分・感情（強さ）
不安　　60%
焦り　　80%
イライラ　80%

ストレス反応

身体反応
動悸
頭に血が上る

行動
時計を何度も見る
舌打ちする

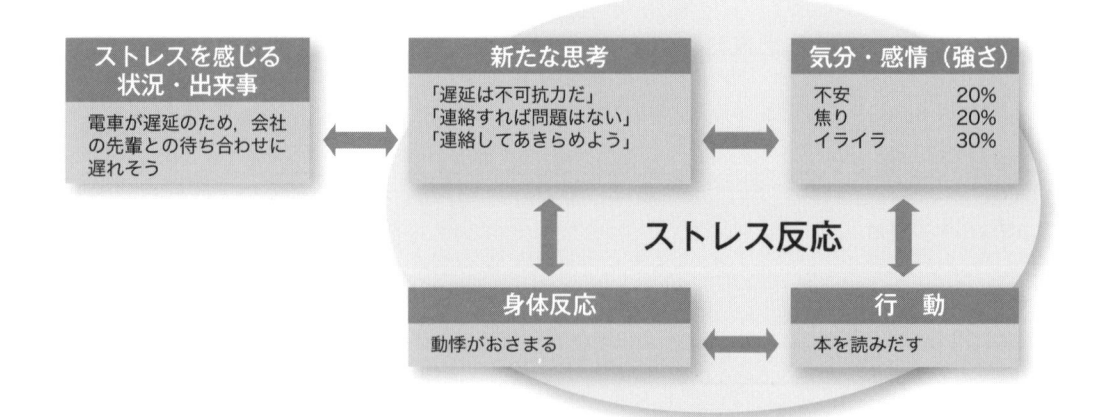

図2 認知再構成法を行った結果

ストレスを感じる状況・出来事
電車が遅延のため，会社の先輩との待ち合わせに遅れそう

新たな思考
「遅延は不可抗力だ」
「連絡すれば問題はない」
「連絡してあきらめよう」

気分・感情（強さ）
不安　　20%
焦り　　20%
イライラ　30%

ストレス反応

身体反応
動悸がおさまる

行動
本を読みだす

新しい考えが見つかると気分が楽になったぞ！

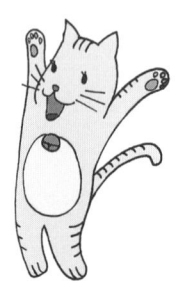

2 認知再構成法の意義

認知再構成法には，以下のような意義があります。

- ●認知再構成法を行うことで思考の幅が広がり，ストレス反応の慢性化や悪循環を早い段階でとどめることができる。
- ●さまざまな角度から自動思考を検討することができ，思考が柔軟になり，現実的な考え方ができるようになる。
- ●認知再構成法を継続的に行うことで，ストレスを感じる出来事や状況があっても，柔軟に対処できるスキルが身につき，対処力が向上する。

図3を見てください。「ストレスを感じる状況・出来事」において，ネガティブに決めつけてしまうような認知（自動思考）が出てくると，気分・感情や行動もネガティブな状態になってしまいます。そこで，認知再構成法によってさまざまな角度から幅広く考えて，もとの認知（自動思考）に新たな認知を加えてみると，ネガティブな気分・感情が軽減されたり，ストレス反応から抜け出すための行動が見つかったりします。また，認知再構成法を続けていくことで，さまざまな角度から幅広く考える習慣が身につき，ストレス反応を悪循環にはまる前にとどめることができるようになっていきます。

```
ストレスを感じる状況・出来事
          ↓
   認知・自動思考
   ネガティブに
   決めつけてしまう
     自動思考A
          ↓
   気分・感情
   ネガティブな気分
   行動
   不適切な行動
          ↓
   さまざまな角度から
   幅広く考える
   新たな思考B　新たな思考C
       新たな思考D
          ↓
   気分・感情
   ネガティブな気分の
    減少・低下
   ポジティブな気分の増加
   行動
   適切な行動の増加
```

認知再構成法の実施 ／ 認知再構成法の効果

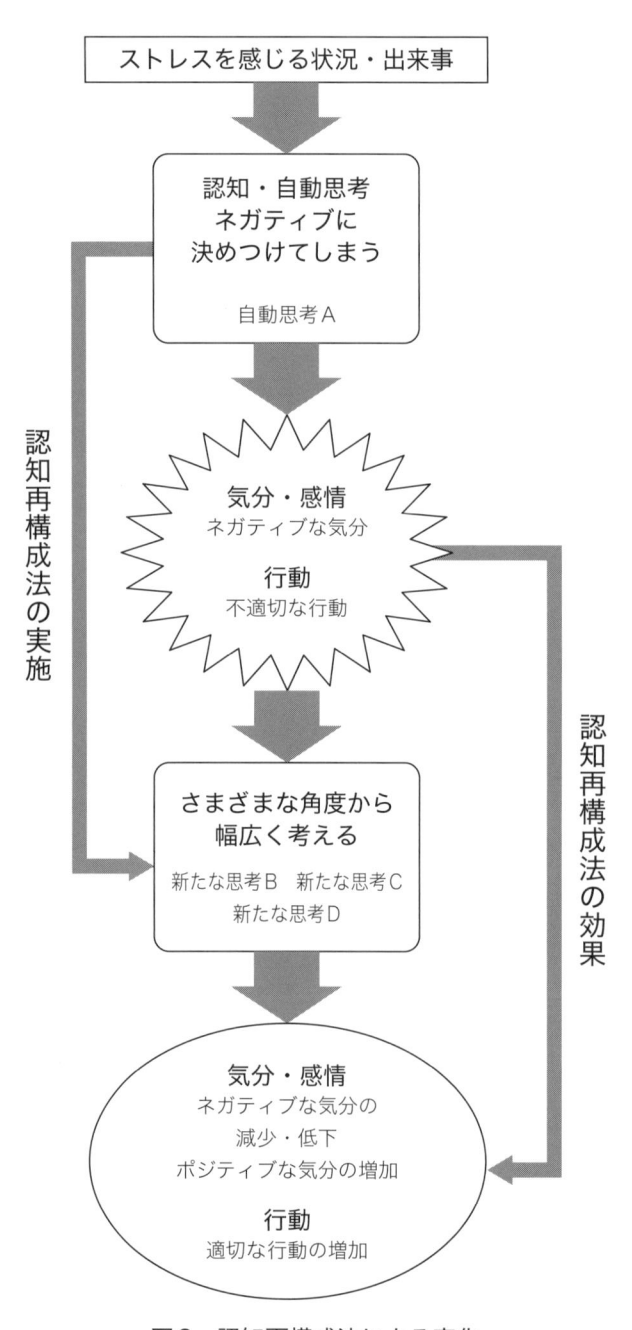

図3　認知再構成法による変化

3　認知再構成法の手続きの流れ

認知再構成法は以下のような手続きで進めていきます。

①ストレス場面における自動思考を同定する
②検討する自動思考を選択する
③選択した自動思考について検討する
④新たな思考を案出する
⑤新たな思考を案出した効果を検証する

①ストレス場面における自動思考を同定する

　この段階では，認知再構成法で扱うストレス体験を選び，アセスメントを行います。このときに，ストレス反応の要となる自動思考をしっかりと同定します。

②検討する自動思考を選択する

　この段階で，認知再構成法で検討する自動思考を選択します。出てきているすべての自動思考を検討するのではなく，さまざまな角度からていねいに検討するために，検討する自動思考を1つに絞ります。

③選択した自動思考について検討する

　この段階では，1つの自動思考に対してさまざまな角度から検討していきます。その自動思考に対する根拠・反証，メリット・デメリットなど，思いつくままにたくさんの考えを出していきます。

④新たな思考を案出する

　自動思考をさまざまな角度から検討したら，自動思考に対して出されたさまざまな思考のなかから，新たな思考の素材として役に立つものを選んだり，または素材を組み合わせたりして，新たな思考を案出します。

⑤新たな思考を案出した効果を検証する

　最後の段階では，新たな思考を加えてみて，もとの自動思考の強さと気分・感情の強さを改めて評定し，認知再構成法の効果を検証します。

　以下，各手続きについてさらに細かく紹介していきます。今回は，「①ストレス場面における自動思考を同定する」と「②検討する自動思考を選択する」について紹介します。

4　認知再構成法の手続き① ── ストレス場面における自動思考を同定する

　認知再構成法の最初の手続きは，あるストレス体験の一場面を選び，「ストレスを感じる状況・出来事」と「自動思考」「気分・感情」「身体反応」「行動」を同定して，アセスメントを行うことです。まずは，どのようにストレスを体験しているのか出し切りましょう。さらにアセスメントのなかで，自動思考の強さ（どれくらい強く信じているか，どれくらいその通りであると感じているか）と「気分・感情」の強さをパーセント（％）で評定します。自動思考の強さは，「全く信じていない」を「0％」として，最大を「100％」とします。気分・感情は，「全くない」を「0％」，最大を「100％」として強さを評定します。ストレス体験のアセスメントができたら，これま

でやってきたように、マインドフルに眺めてみましょう。

　これまでは、ストレス体験のアセスメントのためのシートを使っていましたが、これからは認知再構成法を行うためのシートを使います。最初に使うのは、「ストレス場面における自動思考を同定するためのシート」です。自動思考と気分・感情を1つずつ書き出し、それぞれの強さを評定するところ、身体反応と行動は1つの枠にまとめて書き出すところが「アセスメントのためのシート」と異なっています。

　Hさん（40代・男性・会社員）のストレスを感じたエピソードを例に取って、認知再構成法の具体例を紹介します。Hさんは次のようなストレス体験の一場面を選びました。

Hさんが最近ストレスを感じた具体的なエピソード

7月19日
　会社で昼休みが終わってすぐに、私の机に上司がやってきて、「明日の会議の資料を急ぎで作ってくれないか」と言った。私は明日までにやらないといけない仕事を一つ抱えていたので、「今はちょっと……」と小声で言うと、上司は「そうか。他の人に頼むからいいよ」と言って去っていった。上司が去っていく後ろ姿を見て、「頼りにならないヤツと思われた」「この職場ではもう仕事をふってもらえない」「徹夜してやればよかったのに」「快く仕事を引き受けられないなんて、なんて自分はダメなんだろう」と考えて、自責、落ち込み、ドキドキして頭が重く感じられてきた。作業に手がつけられなくなり、ただボーッとパソコンを見つめていた。

Hさんがこのような体験をアセスメントし，自動思考の強さと気分・感情の強さを評定したところ，次のようになりました。

ストレス場面における自動思考を同定するためのシート（例）

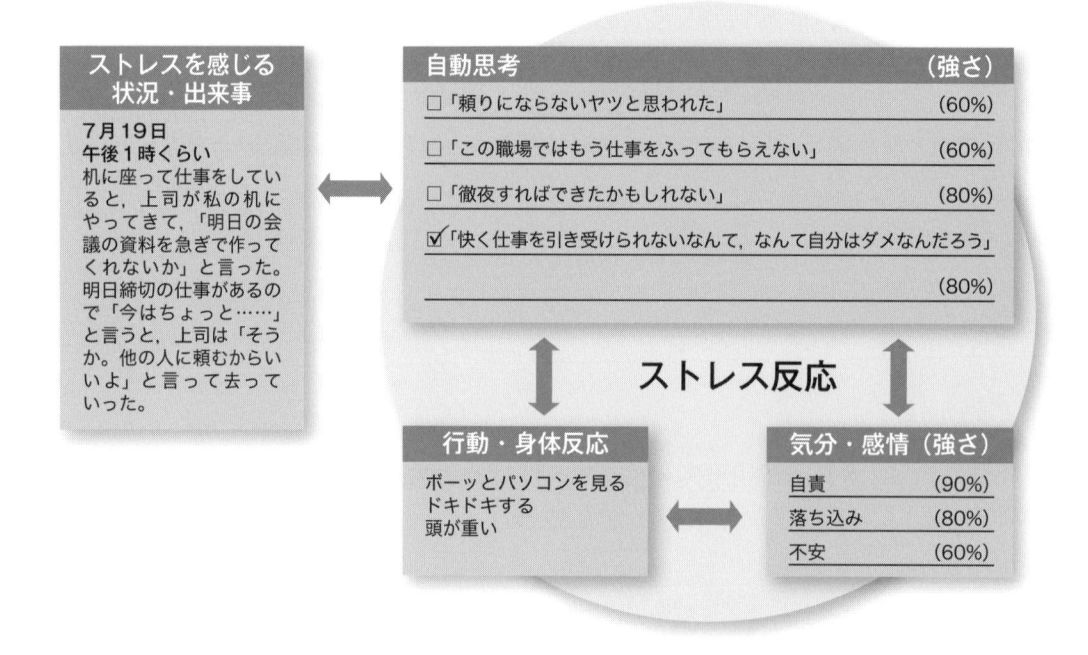

ストレスを感じる状況・出来事	自動思考	（強さ）
7月19日 午後1時くらい 机に座って仕事をしていると，上司が私の机にやってきて，「明日の会議の資料を急ぎで作ってくれないか」と言った。明日締切の仕事があるので「今はちょっと……」と言うと，上司は「そうか。他の人に頼むからいいよ」と言って去っていった。	□「頼りにならないヤツと思われた」	(60%)
	□「この職場ではもう仕事をふってもらえない」	(60%)
	□「徹夜すればできたかもしれない」	(80%)
	☑「快く仕事を引き受けられないなんて，なんて自分はダメなんだろう」	(80%)

ストレス反応

行動・身体反応
ボーッとパソコンを見る
ドキドキする
頭が重い

気分・感情（強さ）
自責　　（90%）
落ち込み（80%）
不安　　（60%）

Hさんは，「上司に仕事を頼まれたが，明日締切の仕事があるので『今はちょっと……』と言うと，上司は『そうか。他の人に頼むからいいよ』と言って去っていった」という「状況・出来事」に対して，「頼りにならないヤツと思われた」「この職場ではもう仕事をふってもらえない」「徹夜すればできたかもしれない」「快く仕事を引き受けられないなんて，なんて自分はダメなんだろう」などの自動思考が浮かびました。

自責，落ち込み，不安という「気分・感情」とともに，ドキドキする，頭が重いという「身体反応」が生じて，ボーッとパソコンを見るという「行動」を取りました。
　反応を出し切ったら，「自動思考」の強さを評定します。「頼りにならないヤツと思われた」は60％，「この職場ではもう仕事をふってもらえない」は60％，「徹夜すればできたかもしれない」は80％，「快く仕事を引き受けられないなんて，なんて自分はダメなんだろう」は80％の強さでした。「気分・感情」の強さも評定すると，自責は90％，落ち込みは80％，不安は60％の強さでした。Hさんはシートに書いた自分の反応をマインドフルに眺めてみて，「このとき自分はこういう状態だったんだなぁ」としみじみ思いました。

5　認知再構成法の手続き②── 検討する自動思考を選択する

　ストレス場面におけるストレス反応を同定したら，認知再構成法で検討する自動思考を1つ選択します。なぜ自動思考を1つだけ選択するかというと，人間の情報処理の能力には限界があるからです。私たちは，複数の自動思考を同時にさまざまな角度から検討することはできません。そのため，自動思考を1つに絞って，さまざまな角度から十分に検討してみる必要があるのです。
　検討する自動思考を選択するためのポイントとしては，

- 強く信じているもの（自動思考の強さのパーセントが高いもの）
- 非機能的な「気分・感情」「身体反応」「行動」に結びつくもの
- 頻繁に出てくるもの
- 自分でも妥当ではないとわかっていても，どうしても思い浮かんでしまうもの

などがあります。
　このように，自分のストレス反応に一番影響を与えている自動思考を選択することが大切なポイントとなります。
　Hさんの場合は，「頼りにならないヤツと思われた」「この職場ではもう仕事をふってもらえない」「徹夜すればできたかもしれない」「快く仕事を引き受けられないなんて，なんて自分はダメなんだろう」などと，複数の自動思考が浮かんでいます。このなかで，もっともストレス反応に影響を与えているものはどれでしょうか。Hさんは，もっとも強く信じていて，強い気分である自責（90%）に結びつく，「快く仕事を引き受けられないなんて，なんて自分はダメなんだろう」という自動思考を選択しました。シートの例のなかの自動思考についている「✓」は，Hさんがこの自動思考を選択したことを表しています。

ワーク8 ▶▶▶

◆ストレスを感じる状況・出来事とストレス反応（自動思考・気分・身体反応・行動）を同定し，それぞれの強さ（％）も書きましょう。そのうえで検討したい自動思考を決め，□にチェック（✓）をつけましょう。

ストレス場面における自動思考を同定するためのシート

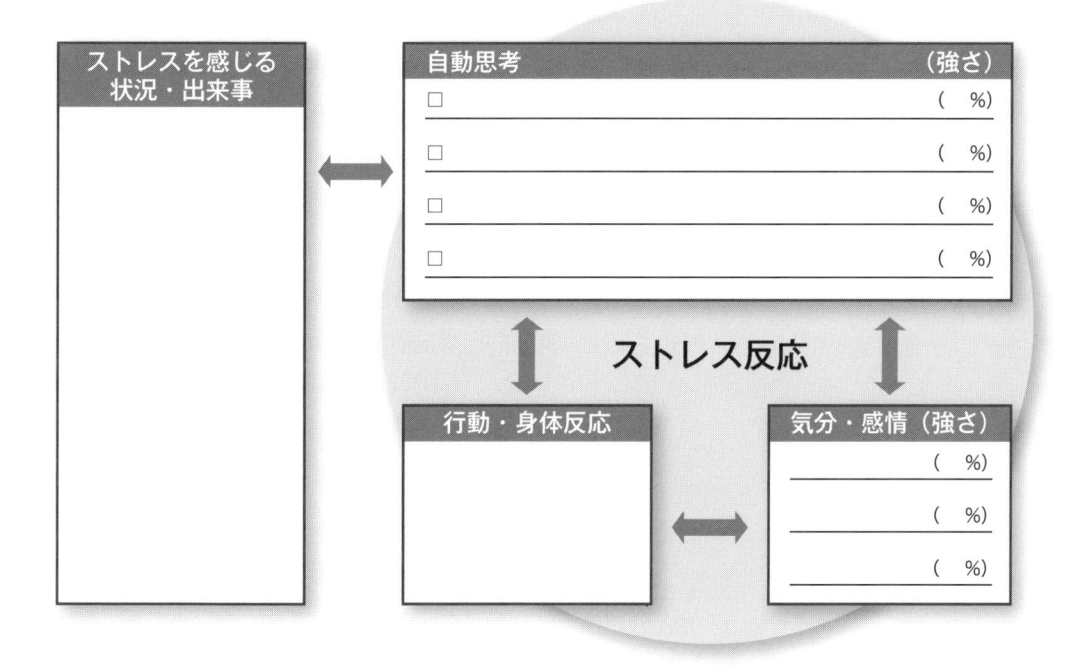

ストレスを感じる状況・出来事		自動思考 （強さ）
	↔	☐ _____ （　％） ☐ _____ （　％） ☐ _____ （　％） ☐ _____ （　％）

ストレス反応

行動・身体反応	↔	気分・感情（強さ）
		_____ （　％） _____ （　％） _____ （　％）

第6回

2 第6回 まとめ

◆認知再構成法とは，ストレス反応のなかでもとくに認知（そのなかでもとくに自動思考）に焦点を当て，ストレス反応に関連している自動思考をさまざまな角度から検討することによって新たな思考を生み出し，その結果，ストレス反応の軽減をめざす方法です。

◆認知再構成法の手続きは，①ストレス場面における自動思考を同定する，②検討する自動思考を選択する，③選択した自動思考について検討する，④新たな思考を案出する，⑤新たな思考を案出した効果を検証する，という段階に分かれます。

◆認知再構成法の手続き①では，ストレス体験のアセスメントを行い，ストレス場面における自動思考を同定します。

◆認知再構成法の手続き②では，自動思考を検討しやすくするために，ストレス反応に一番影響を与えている自動思考を選択します。

ホームワーク ⑥

◆今週,ストレスを感じた状況・出来事とストレス反応(自動思考・気分・身体反応・行動)を同定し,それぞれの強さ(%)も書きましょう。そのうえで検討したい自動思考を決め,□にチェック(✓)をつけましょう。

ストレス場面における自動思考を同定するためのシート

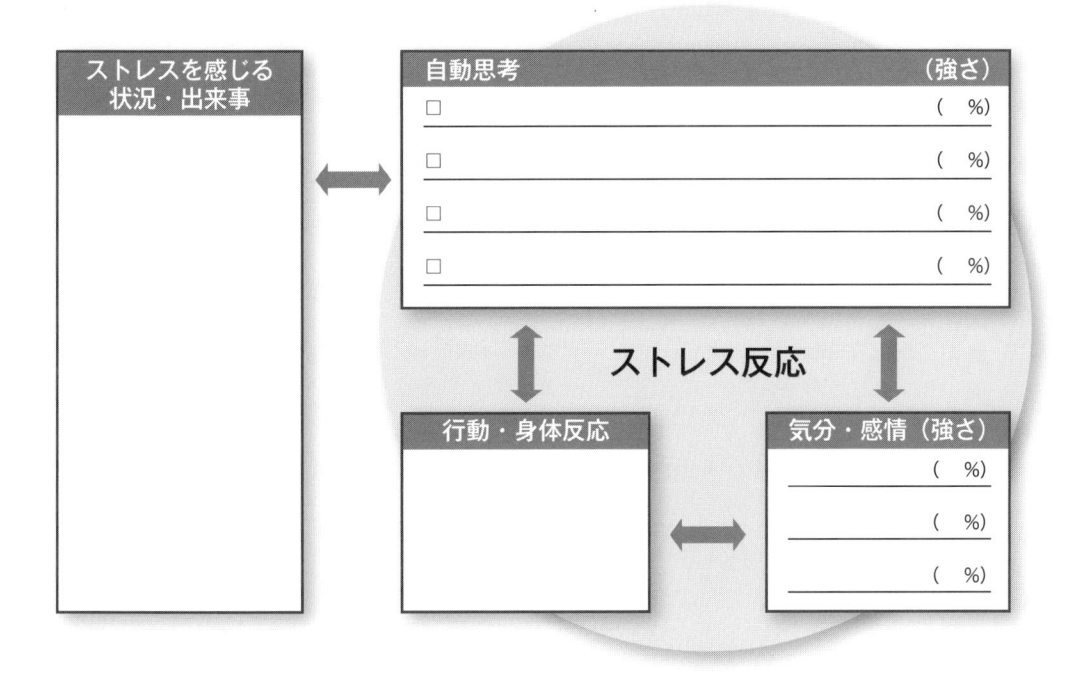

ストレスを感じる状況・出来事		自動思考 (強さ)
	↔	□ (%)
		□ (%)
		□ (%)
		□ (%)

ストレス反応

行動・身体反応	↔	気分・感情(強さ)
		(%)
		(%)
		(%)

第6回

第7回

幅広いものの捉え方を検討しよう2

第7回 プログラム内容

1．認知再構成法に取り組もう2

1　認知再構成法の手続き③

　――選択した自動思考について検討する

> **ワーク9**
> ◆さまざまな角度から自動思考を検討しよう

2．第7回 まとめ

> **ホームワーク7**
> ◆さまざまな角度から自動思考を検討しよう

1 認知再構成法に取り組もう２

1　認知再構成法の手続き③ ── 選択した自動思考について検討する

　検討したい自動思考を選択したら，その自動思考に質問を投げかけてみましょう。以下の質問に答えることで，さまざまな角度から自動思考を検討していきます。たくさん質問があるので，多少面倒に感じられることがあるかもしれません。しかし，一つ一つの質問に対して丁寧に考えていくことが，新たな考えを発見することにつながります。

　自動思考を検討するために，このプログラムでは，以下の質問集を用います。以下の質問に答えることで，自動思考をさまざまな角度から検討しましょう。

①自動思考がその通りであることの事実や根拠（理由）は何でしょうか？
②自動思考がその通りではないとしたら，その事実や根拠（理由）は何でしょうか？
③自動思考を信じるメリットは何でしょうか？
④自動思考を信じるデメリットは何でしょうか？
⑤最悪どんなことになる可能性がありますか？
⑥奇跡が起こったらどんなすばらしいことになりますか？
⑦現実には，どんなことになりそうですか？
⑧以前，似たような体験をしたとき，どんな対処をしましたか？
⑨他の人なら，この状況に対してどんなことができそうですか？
⑩この状況に対して，どんなことができそうですか？
⑪もし，これが友達や家族だったら，あなたは何と言ってあげたいですか？
⑫自分自身に対して，どんなことを言ってあげたいですか？

Hさんの例の続きを見てみましょう。ここからのシートは自動思考を検討するためのシートを使います。それをp.118の「例」に示しました。Hさんは、「上司から仕事を頼まれたが、明日締切の仕事があるので、『今はちょっと』と言うと、上司は『そうか。他の人に頼むからいいよ』と言って去っていった」という状況に対して、自分のストレス反応に一番影響を与えている「快く仕事を引き受けられないなんて、なんて自分はダメなんだろう」という自動思考を検討することにしました。シートには選択した自動思考とその強さだけを書き込みます。「気分・感情」の欄には、選択した自動思考と結びつくものだけを書き込みます。検討する自動思考と結びつく気分・感情は「自責（90％）」と「落ち込み（80％）」です。行動と身体反応は、「ボーッとパソコンを見る」という行動と「ドキドキする」「頭が重い」という身体反応をそのまま書き込みます。

　次に、質問集を使って、さまざまな角度から自動思考を検討します。これらの質問は新たな思考に向けた素材を案出するための手がかりとなる質問です。大切なのは正解を出すことではなく、さまざまなアイディアを出すことです。1つの質問をきっかけに、良い悪いにこだわらず、思いつくままにたくさんアイディアをあげましょう。これをブレインストーミングといいます。シートの枠にこだわらず、白紙や余白を使ってさまざまなアイディアをどんどん書き出しましょう。

①自動思考がその通りであることの事実や根拠（理由）は何でしょうか？
②自動思考がその通りではないとしたら，その事実や根拠（理由）は何でしょうか？

　これらの質問は，自動思考の内容がどれくらい妥当であるかを検討するための質問です。「①自動思考がその通りであることの事実や根拠（理由）は何でしょうか？」という質問に対しては，あなたがその自動思考を強く信じる理由をあげてみましょう。Hさんは「上司から仕事を頼まれたが，明日締切の仕事があるので『今はちょっと』と言うと，上司は『そうか。他の人に頼むからいいよ』と言って去っていった」という状況で，Hさんはどうして「快く仕事を引き受けられないなんて，なんて自分はダメなんだろう」と思ったのでしょうか。Hさんは，「隣の席のIさんは上司に頼まれた仕事は何でも快く引き受けている」「普通，部下というものは上司の依頼を断らないものだと思うから」という理由をあげました。

　「②自動思考がその通りではないとしたら，その事実や根拠（理由）は何でしょうか？」は，自動思考に対する反証を見つけてもらうための質問です。今，強く信じている自動思考に対して，そうとは限らない可能性はあるかどうか，あえて考えてみましょう。Hさんは，「快く仕事を引き受けられないなんて，なんて自分はダメなんだろう」と強く信じてしまいましたが，自動思考に反論する根拠や，自動思考がそうであるとは限らない可能性（つまり「快く仕事を引き受けなかった自分は，ダメではない」可能性）を考えました。Hさんは「自分の担当している仕事はきちんとやっている」「以前も仕事を断ったことがあるが，上司にそれを注意されたことはない」「仕事量を調整するのも大事な仕事の一つだ」ということをあげました。

③自動思考を信じるメリットは何でしょうか？
④自動思考を信じるデメリットは何でしょうか？

　これらはその自動思考を持っていることで自分にどんなメリットがあるか，あるいはどんなデメリットがあるかを検討する質問です。Hさんは，ストレス反応の要となっている「快く仕事を引き受けられないなんて，なんて自分はダメなんだろう」という自動思考を信じるメリットを考えました。「自分をダメだと思うことで謙虚になれる」「自分を責めることで無理な仕事を頼む上司への怒りを抑えることができる」ということをあげました。自動思考を信じるデメリットとしては，「自分を責めて落ち込みが強くなる」こと，「仕事が先に進まない」ことをあげました。

⑤最悪どんなことになる可能性がありますか？
⑥奇跡が起こったらどんなすばらしいことになりますか？
⑦現実には，どんなことになりそうですか？

　これらの質問は，ストレス反応が生じた状況やそのときの自動思考がどのような結果に結びつくのか，今後の可能性について幅広く考える質問です。具体的には，最悪ならどうなるのか，最高ならどうなるのか，現実的にはどうなるのか想定します。

　Hさんは，最悪の可能性として，「仕事を断ったことを理由にクビになり，路頭に迷う」「二度と仕事がもらえないで社内でほされる」というものをあげました。奇跡が起こると，「頼まれた仕事はすべて引き受けて最高の結果を出す。会社から高く評価される」，現実的には，「自分の担当している仕事をきちんと終わらせる」「上司は今回断ったことをそのうち忘れる」「時々引き受けなくても上司からは非難されない」ということをあげました。

⑧以前，似たような体験をしたとき，どんな対処をしましたか？
⑨他の人なら，この状況に対してどんなことができそうですか？
⑩この状況に対して，どんなことができそうですか？

　これらの質問は，過去の自分の対処，他の人の対処，今できる対処をそれぞれに想定する質問です。

　Hさんは以前似たような体験をしたときに，「10分くらいボーッとした後，コーヒーを飲み，『終わったことだから仕方がない』と考えて，仕事に取りかかった」ことを思い出しました。

　「⑨他の人なら，この状況に対してどんなことができそうですか？」という質問については，この人のように対処できたらいいなと思うようなモデルになる人がいたら，その人を想定してみましょう。Hさんは物事を深く気にしていなそうな同僚のJさんを想定してみました。「Jさんだったら，『自分の仕事が増えなくてよかった』と考えて，断ったことをすぐに忘れてしまう」と考えました。

　さらに，Hさんは今この状況に戻ったらできることとして，「トイレに行って気分転換をする。それから，目の前の仕事に手をつける」と考えました。

⑪もし，これが友達や家族だったら，あなたは何と言ってあげたいですか？

　この質問は，もし友達や家族が同じ状況にいたら自分はどのように声かけをするか，その理由もあわせて考える質問です。Hさんは，もし自分の友達が同じ状況に遭遇して，仕事を断った場合に「快く引き受けられないなんて，なんて自分はダメなんだろう」と考えて落ち込んでいたとしたら，「ダメってことはないんじゃない」と声をかけようと考えました。その理由として「今は明日締切の別の仕事をしているし，サボるために断ったわけではないのだから」ということがあげられました。

⑫**自分自身に対して，どんなことを言ってあげたいですか？**

　この質問は，これまでの質問を踏まえて，この自動思考を持っている自分に何と言ってあげたいかを想定する質問です。Hさんは，このときの自分に対して「ちゃんと仕事はしてるよ。理由もなく断ったわけじゃないし，今回は仕方ないよ」と言ってあげようと考えました。

自動思考を検討するためのシート（例）

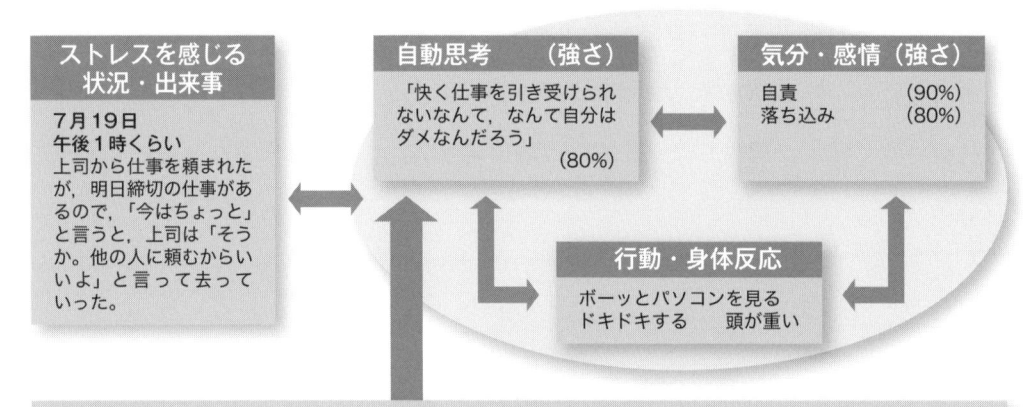

ストレスを感じる状況・出来事

7月19日
午後1時くらい
上司から仕事を頼まれたが，明日締切の仕事があるので，「今はちょっと」と言うと，上司は「そうか。他の人に頼むからいいよ」と言って去っていった。

自動思考　（強さ）

「快く仕事を引き受けられないなんて，なんて自分はダメなんだろう」
（80％）

気分・感情（強さ）

自責　　　　（90％）
落ち込み　　（80％）

行動・身体反応

ボーッとパソコンを見る
ドキドキする　　頭が重い

自動思考を検討する

①自動思考がその通りであることの事実や根拠（理由）は何でしょうか？

隣の席のIさんは上司に頼まれた仕事を快く引き受けている。普通，部下というものは上司の依頼を断らないものだと思うから。

②自動思考がその通りではないとしたら，その事実や根拠（理由）は何でしょうか？

自分の担当している仕事はきちんとやっている。以前も仕事を断ったことがあるが，上司にそれを注意されたことはない。仕事量を調整するのも大事な仕事の一つだ。

③自動思考を信じるメリットは何でしょうか？

自分をダメだと思うことで謙虚になれる。自分を責めることで無理な仕事を頼む上司への怒りを抑えることができる。

④自動思考を信じるデメリットは何でしょうか？

自分を責めて落ち込みが強くなる。仕事が先に進まない。

⑤最悪どんなことになる可能性がありますか？

仕事を断ったことを理由にクビになり，路頭に迷う。二度と仕事がもらえないで社内でほされる。

⑥奇跡が起こったらどんなすばらしいことになりますか？

頼まれた仕事はすべて引き受けて最高の結果を出す。会社から高く評価される。

⑦現実には，どんなことになりそうですか？

自分の担当している仕事をきちんと終わらせる。上司は今回断ったことをそのうち忘れる。時々引き受けなくても上司からは非難されない。

⑧以前，似たような体験をしたとき，どんな対処をしましたか？

10分くらいボーッとした後，コーヒーを飲み，「終わったことだから仕方がない」と考えて，仕事に取りかかった。

⑨他の人なら，この状況に対してどんなことができそうですか？

Jさんだったら，「自分の仕事が増えなくてよかった」と考えて，断ったことをすぐに忘れてしまう。

⑩この状況に対して，どんなことができそうですか？

トイレに行って気分転換をする。それから，目の前の仕事に手をつける。

⑪もし，これが友達や家族だったら，あなたは何と言ってあげたいですか？

ダメってことはないんじゃない。今は明日締切の別の仕事をしているし，サボるために断ったわけではない。

⑫自分自身に対して，どんなことを言ってあげたいですか？

ちゃんと仕事してるよ。理由もなく断ったわけじゃないし，今回は仕方ないよ。

ワーク9 ▶▶▶

◆ワーク8（p.105）とホームワーク6（p.107）で書き出したストレス体験のうちどちらか1つのエピソードを選びましょう。さらにそこで選んだ自動思考をさまざまな角度から検討しましょう。

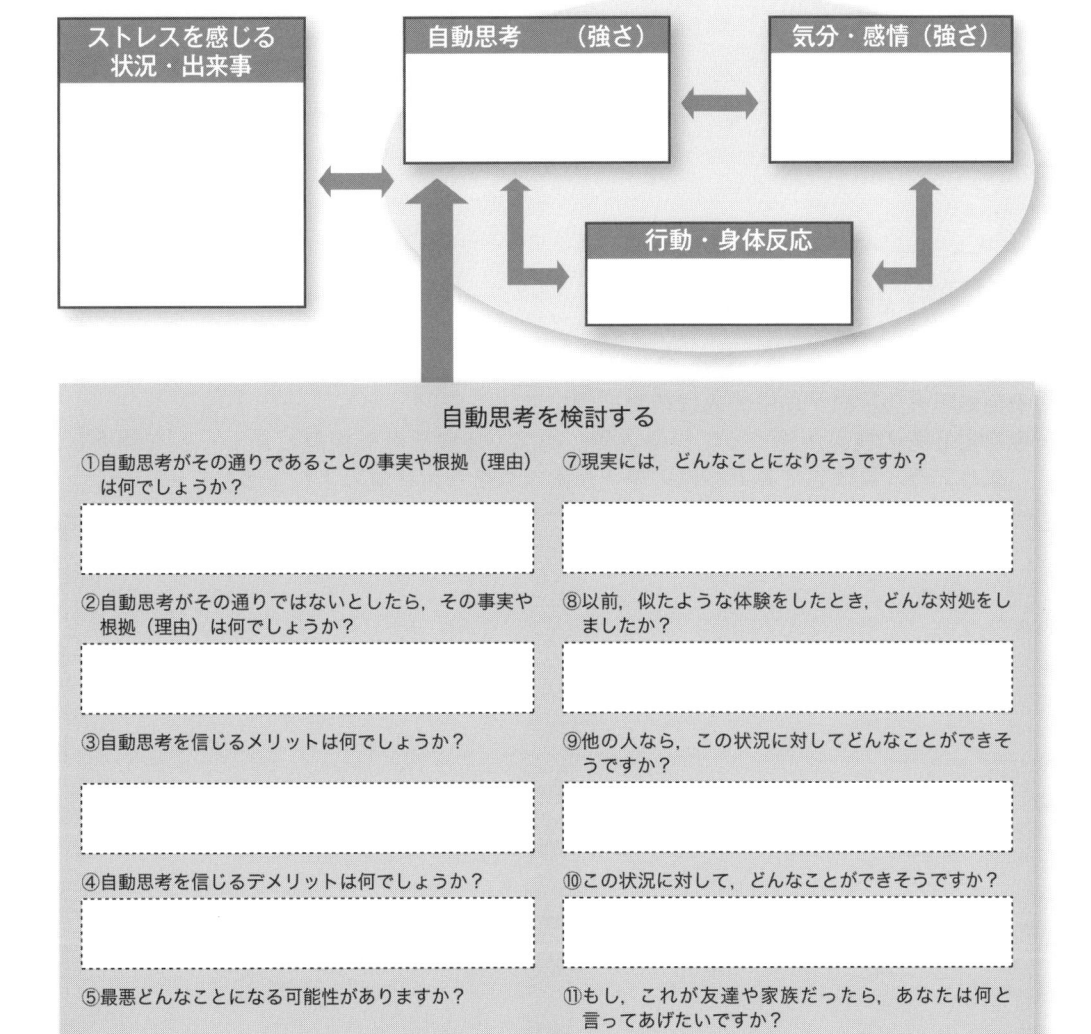

```
┌──────────────┐    ┌──────────────┐    ┌──────────────┐
│ストレスを感じる│ ←→ │自動思考 （強さ）│ ←→ │気分・感情（強さ）│
│ 状況・出来事  │    │              │    │              │
│              │    └──────────────┘    └──────────────┘
│              │           ↕                    ↑
│              │    ┌──────────────┐            │
│              │    │ 行動・身体反応 │ ←──────────┘
└──────────────┘    └──────────────┘
```

自動思考を検討する

①自動思考がその通りであることの事実や根拠（理由）は何でしょうか？

②自動思考がその通りではないとしたら，その事実や根拠（理由）は何でしょうか？

③自動思考を信じるメリットは何でしょうか？

④自動思考を信じるデメリットは何でしょうか？

⑤最悪どんなことになる可能性がありますか？

⑥奇跡が起こったらどんなすばらしいことになりますか？

⑦現実には，どんなことになりそうですか？

⑧以前，似たような体験をしたとき，どんな対処をしましたか？

⑨他の人なら，この状況に対してどんなことができそうですか？

⑩この状況に対して，どんなことができそうですか？

⑪もし，これが友達や家族だったら，あなたは何と言ってあげたいですか？

⑫自分自身に対して，どんなことを言ってあげたいですか？

第7回

2 第7回 まとめ

◆認知再構成法の手続き③では，質問集に答えることを通じて，選択した自動思考をさまざまな角度から検討します。

ホームワーク ⑦

◆自動思考の検討が途中の人は続きを行いましょう。
◆自動思考の検討が終わっている人は，再度，自動思考を検討したシートを見直しましょう。見直してみて，他の考えが出てきたら付け足しましょう。

第8回

幅広いものの捉え方を検討しよう3

第8回 プログラム内容

1. 認知再構成法に取り組もう3
　1　認知再構成法の手続き④
　　　── 新たな思考を案出する
　2　認知再構成法の手続き⑤
　　　── 新たな思考を案出した効果を検証する

> **ワーク10**
> ◆新たな思考を案出しよう
> ◆新たな思考を案出した効果を検証しよう

2. 繰り返し認知再構成法を行いましょう

3. 第8回 まとめ

> **ホームワーク8**
> ◆認知再構成法を自分でやってみよう

1 認知再構成法に取り組もう3

1 認知再構成法の手続き④ ── 新たな思考を案出する

　第6回では検討する自動思考を同定し，第7回では自動思考をさまざまな角度から検討してみました。

　これから新たな思考を作ります。ここでは「新たな思考を案出するためのシート」を使います。新たな思考の素材として役に立ちそうなものを「自動思考を検討するためのシート」に書き込んでいるものから選びましょう。まとめられるものがあれば，まとめてみましょう。無理やりポジティブな考えを作りだす必要はありません。ストレス反応の軽減に役立ち，さらに自分なりに納得のいく考えであることが大切です。ここでは新たな思考をいくつかにまとめてみましょう。そして，その思考の強さ（どれくらい強く信じられるか，どれくらいその通りであると感じられるか）をパーセント（％）で評定してみましょう。

　Hさんの例（自動思考を検討するためのシート（例））を参照してください。「上司から仕事を頼まれたが，明日締切の仕事があるので，『今はちょっと』と言うと，上司は『そうか。他の人に頼むからいいよ』と言って去っていった」という状況に対して，自分のストレス反応に一番影響を与えている「快く仕事を引き受けられないなんて，なんて自分はダメなんだろう」という自動思考を選び，さまざまな角度から自動思考を検討しました。

　さまざまな角度から自動思考を検討してみて，Hさんは新たな思考を作るのに役立ちそうな素材として，「自動思考を検討するためのシート（例）」の④の「自動思考を信じるデメリットは何でしょうか？」という質問に対する「自分を責めて落ち込みが強くなる」と，⑦の「現実には，どんなことになりそうですか？」という質問に対する「時々引き受けなくても上司からは非難されない」というアイディアを選び，それ

らをまとめて「時々仕事を引き受けなくても上司からは責められないのだから，自分で自分を責めるのはやめておこう」という新たな思考を作り，その思考を信じる強さを80%と評定しました。そして，⑩の「この状況に対して，どんなことができそうですか？」という質問に対する「トイレに行って気分転換をする。それから，目の前の仕事に手をつける」というアイディアに基づいて，「トイレに行って気分転換しよう。それから，目の前の仕事に手をつけよう」という新たな思考を作りました。その思考は70%信じられると評定しました。さらに，⑪の「もし，これが友達や家族だったら，あなたは何と言ってあげたいですか？」という質問に対する「ダメってことはないんじゃない。今は明日締切の別の仕事をしているし，サボるために断ったわけではない」というアイディアに基づいて，「別の仕事をしていてサボるために断ったわけではないのだから，ダメってことはない」という新たな思考を作りました。この思考は70%その通りだと評定しました。

自動思考を検討するためのシート（例）

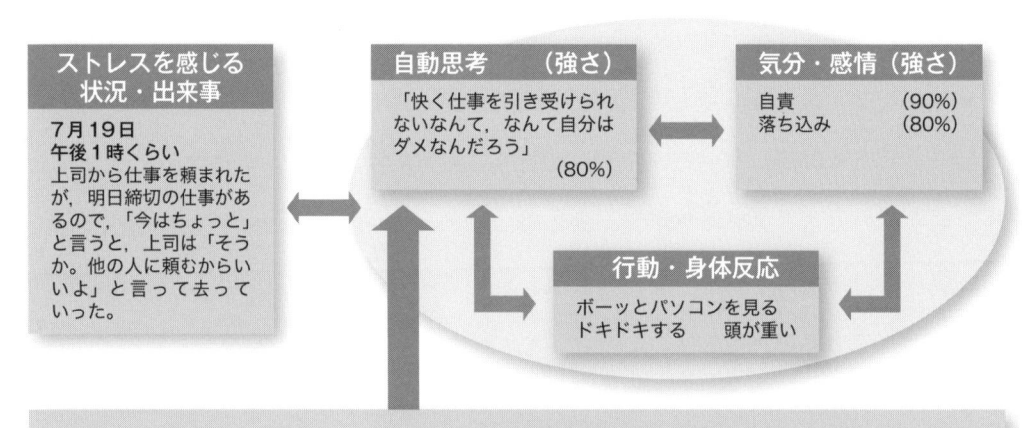

ストレスを感じる状況・出来事

7月19日 午後1時くらい
上司から仕事を頼まれたが、明日締切の仕事があるので、「今はちょっと」と言うと、上司は「そうか。他の人に頼むからいいよ」と言って去っていった。

自動思考（強さ）
「快く仕事を引き受けられないなんて、なんて自分はダメなんだろう」（80%）

気分・感情（強さ）
自責（90%）
落ち込み（80%）

行動・身体反応
ボーッとパソコンを見る
ドキドキする　頭が重い

自動思考を検討する

①自動思考がその通りであることの事実や根拠（理由）は何でしょうか？

隣の席のIさんは上司に頼まれた仕事を快く引き受けている。普通、部下というものは上司の依頼を断らないものだと思うから。

②自動思考がその通りではないとしたら、その事実や根拠（理由）は何でしょうか？

自分の担当している仕事はきちんとやっている。以前も仕事を断ったことがあるが、上司にそれを注意されたことはない。仕事量を調整するのも大事な仕事の一つだ。

③自動思考を信じるメリットは何でしょうか？

自分をダメだと思うことで謙虚になれる。自分を責めることで無理な仕事を頼む上司への怒りを抑えることができる。

④自動思考を信じるデメリットは何でしょうか？

自分を責めて落ち込みが強くなる。仕事が先に進まない。

⑤最悪どんなことになる可能性がありますか？

仕事を断ったことを理由にクビになり、路頭に迷う。二度と仕事がもらえないで社内でほされる。

⑥奇跡が起こったらどんなすばらしいことになりますか？

頼まれた仕事はすべて引き受けて最高の結果を出す。会社から高く評価される。

⑦現実には、どんなことになりそうですか？

自分の担当している仕事をきちんと終わらせる。上司は今回断ったことをそのうち忘れる。時々引き受けなくても上司からは非難されない。

⑧以前、似たような体験をしたとき、どんな対処をしましたか？

10分くらいボーッとした後、コーヒーを飲み、「終わったことだから仕方がない」と考えて、仕事に取りかかった。

⑨他の人なら、この状況に対してどんなことができそうですか？

Jさんだったら、「自分の仕事が増えなくてよかった」と考えて、断ったことをすぐに忘れてしまう。

⑩この状況に対して、どんなことができそうですか？

トイレに行って気分転換をする。それから、目の前の仕事に手をつける。

⑪もし、これが友達や家族だったら、あなたは何と言ってあげたいですか？

ダメってことはないんじゃない。今は明日締切の別の仕事をしているし、サボるために断ったわけではない。

⑫自分自身に対して、どんなことを言ってあげたいですか？

ちゃんと仕事はしてるよ。理由もなく断ったわけじゃないし、今回は仕方ないよ。

2　認知再構成法の手続き⑤── 新たな思考を案出した効果を検証する

　新たな思考を案出したら，その効果を検証します。具体的には，最初に評定した「自動思考」や「気分・感情」の強さを再度評定してみます。新たな思考を加えてみると，もとの自動思考の強さはどれくらいになりますか？　また，現在の気分・感情はいかがでしょうか？　それぞれパーセント（％）で評定してみましょう。新しい気分・感情が出てきたらそれも書き留めましょう。

　Hさんの場合は，新たな3つの思考を同時に思いうかべてみたところ，「快く仕事を引き受けられないなんて，なんて自分はダメなんだろう」という，もとの自動思考の強さは80％から30％に下がりました。また，現在の気分については自責が90％から30％に，落ち込みが80％から30％に変化しました。さらに安心感という新しい気分が30％出てきました。総合的にみるとストレス反応が大分改善されたようです。

　最後に，認知再構成法をやってみてどんな感想が出てきましたか。それも同定してみましょう。Hさんに感想を聞いたところ，「今思うとあんなに落ち込まなくてもよかったのかもしれません」と話してくれました。

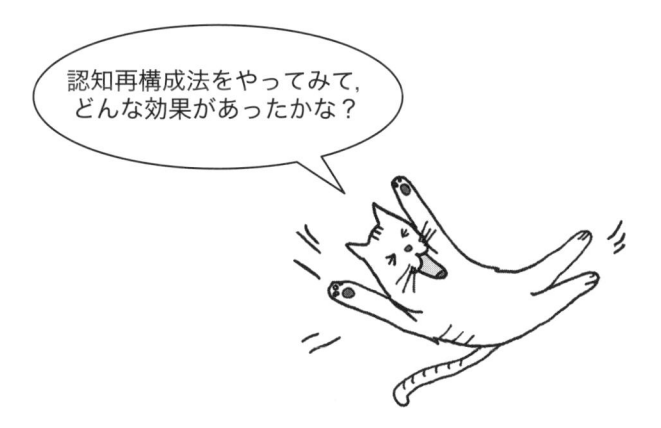

> 認知再構成法をやってみて，どんな効果があったかな？

新たな思考を案出するためのシート（例）

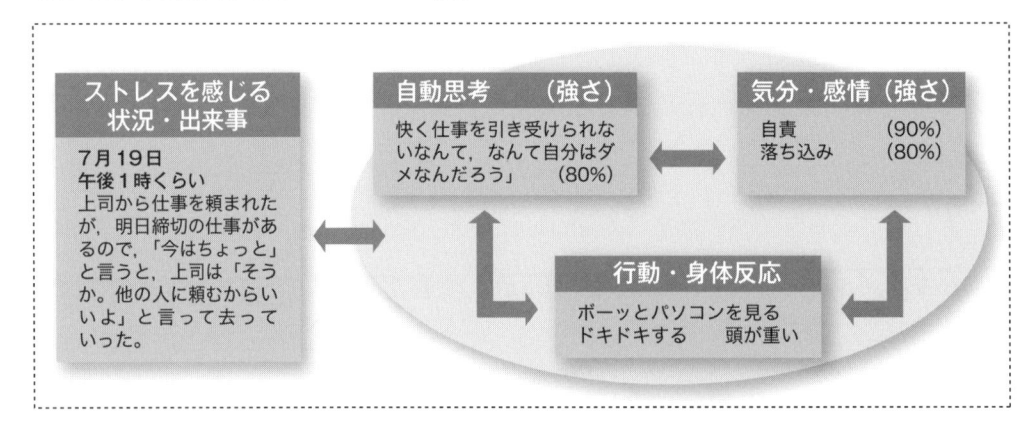

ストレスを感じる状況・出来事
7月19日
午後1時くらい
上司から仕事を頼まれたが、明日締切の仕事があるので、「今はちょっと」と言うと、上司は「そうか。他の人に頼むからいいよ」と言って去っていった。

自動思考（強さ）
「快く仕事を引き受けられないなんて、なんて自分はダメなんだろう」（80%）

気分・感情（強さ）
自責　　（90%）
落ち込み（80%）

行動・身体反応
ボーッとパソコンを見る
ドキドキする　頭が重い

自動思考を検討するための質問集

- 自動思考がその通りであることの事実や根拠（理由）は何でしょうか？
- 自動思考がその通りではないとしたら、その事実や根拠（理由）は何でしょうか？
- 自動思考を信じるメリットは何でしょうか？
- 自動思考を信じるデメリットは何でしょうか？
- 最悪どんなことになる可能性がありますか？
- 奇跡が起こったらどんなすばらしいことになりますか？
- 現実には、どんなことになりそうですか？
- 以前、似たような体験をしたとき、どんな対処をしましたか？
- 他の人なら、この状況に対してどんなことができそうですか？
- この状況に対して、どんなことができそうですか？
- もし、これが友達や家族だったら、あなたは何と言ってあげたいですか？
- 自分自身に対して、どんなことを言ってあげたいですか？

新たな思考（強さ）
時々仕事を引き受けなくても上司からは責められないのだから、自分で自分を責めるのはやめておこう。（80%）

新たな思考（強さ）
トイレに行って気分転換しよう。それから、目の前の仕事に手をつけよう。（70%）

新たな思考（強さ）
別の仕事をしていてサボるために断ったわけではないのだから、ダメってことはない。（70%）

もとの自動思考の強さ → 30%
現在の気分・感情 → 自責30%
　　　　　　　　　落ち込み30%
　　　　　　　　　安心感30%

- 認知再構成法をやってみた感想
今思うとあんなに落ち込まなくてもよかったのかもしれない。

第8回

ワーク10 ▶▶▶

◆新たな思考を案出し，効果を検証しよう

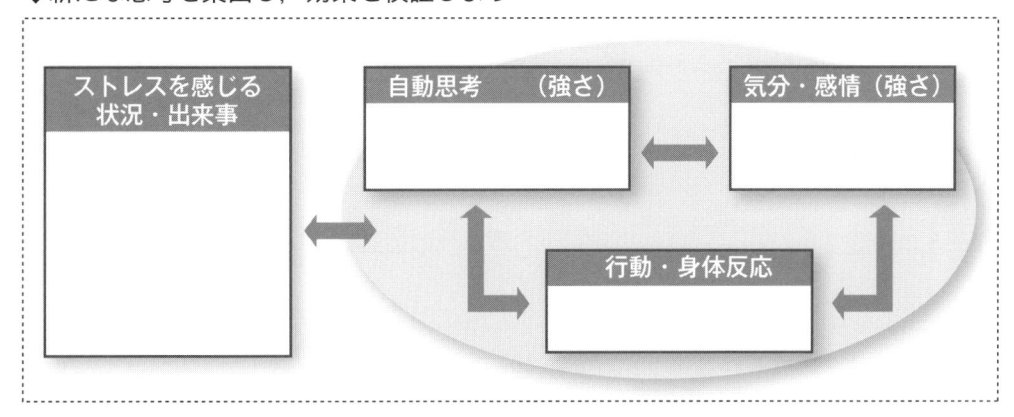

ストレスを感じる状況・出来事	自動思考（強さ）	気分・感情（強さ）
	行動・身体反応	

自動思考を検討するための質問集

- 自動思考がその通りであることの事実や根拠（理由）は何でしょうか？
- 自動思考がその通りではないとしたら，その事実や根拠（理由）は何でしょうか？
- 自動思考を信じるメリットは何でしょうか？
- 自動思考を信じるデメリットは何でしょうか？
- 最悪どんなことになる可能性がありますか？
- 奇跡が起こったらどんなすばらしいことになりますか？
- 現実には，どんなことになりそうですか？
- 以前，似たような体験をしたとき，どんな対処をしましたか？
- 他の人なら，この状況に対してどんなことができそうですか？
- この状況に対して，どんなことができそうですか？
- もし，これが友達や家族だったら，あなたは何と言ってあげたいですか？
- 自分自身に対して，どんなことを言ってあげたいですか？

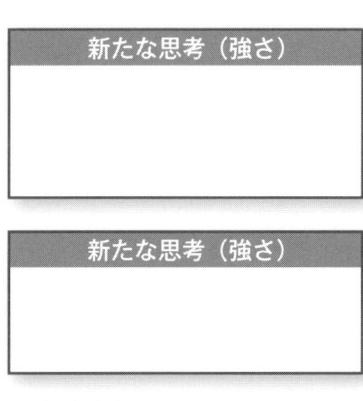

→

新たな思考（強さ）

新たな思考（強さ）

新たな思考（強さ）

もとの自動思考の強さ ➡
現在の気分・感情 ➡

●認知再構成法をやってみた感想

第8回

2 繰り返し認知再構成法を行いましょう

　一通り，認知再構成法の手続きを学びました。認知再構成法は，最初にもお伝えしたように練習によって身につけることができるスキルです。新しいストレス場面に出会ったらそのつど，積極的に認知再構成法を行いましょう。最初は，一つ一つの手続きに多少時間がかかるかもしれませんが，慣れれば短時間でスムーズにできるようになります。たとえば料理で新たなレシピを身につけるのと同じです。ある料理を初めて作るときは，何度も料理本を見ながら材料を確認したり，手続きを見直したりする必要がありますが，繰り返し作るうちに，短時間でスムーズに作れるようになります。さらに，認知再構成法を繰り返し行うことで，認知の柔軟性がだんだん高まり，ストレスへの対処力が上がっていくことが実感できるでしょう。

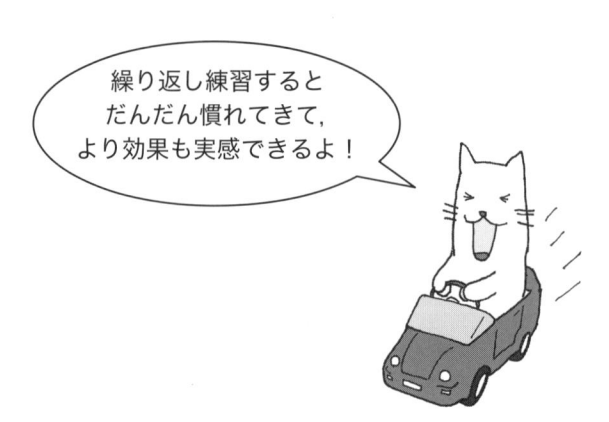

> 繰り返し練習すると
> だんだん慣れてきて，
> より効果も実感できるよ！

3　第8回　まとめ

◆認知再構成法の手続き④では，新たな思考を案出します。自動思考を検討するシートに書き込んだものから，ストレス反応の軽減に役立ちそうな素材を，いくつかの考えにまとめて，それぞれの思考の強さを評定します。それが「新たな思考」となります。

◆認知再構成法の手続き⑤では，新たな思考を案出した効果を検証します。新たな思考を加えてみて，もとの自動思考の強さと気分・感情の強さを改めて評定します。さらに，一連の手続きを振り返った感想を同定しましょう。

◆認知再構成法は練習によって身につけることができるスキルです。繰り返し練習しましょう。そうすることで認知的な柔軟性が高まり，ストレスに対する対処力が向上します。

ホームワーク ⑧

◆ストレスを感じたら認知再構成法をやってみましょう。
　ストレスを感じる状況・出来事とストレス反応（自動思考・気分・身体反応・行動）を書き出して，検討したい自動思考を決めましょう。検討したい自動思考を決めたら□にチェック（✓）をつけましょう。

ストレス場面における自動思考を同定するためのシート

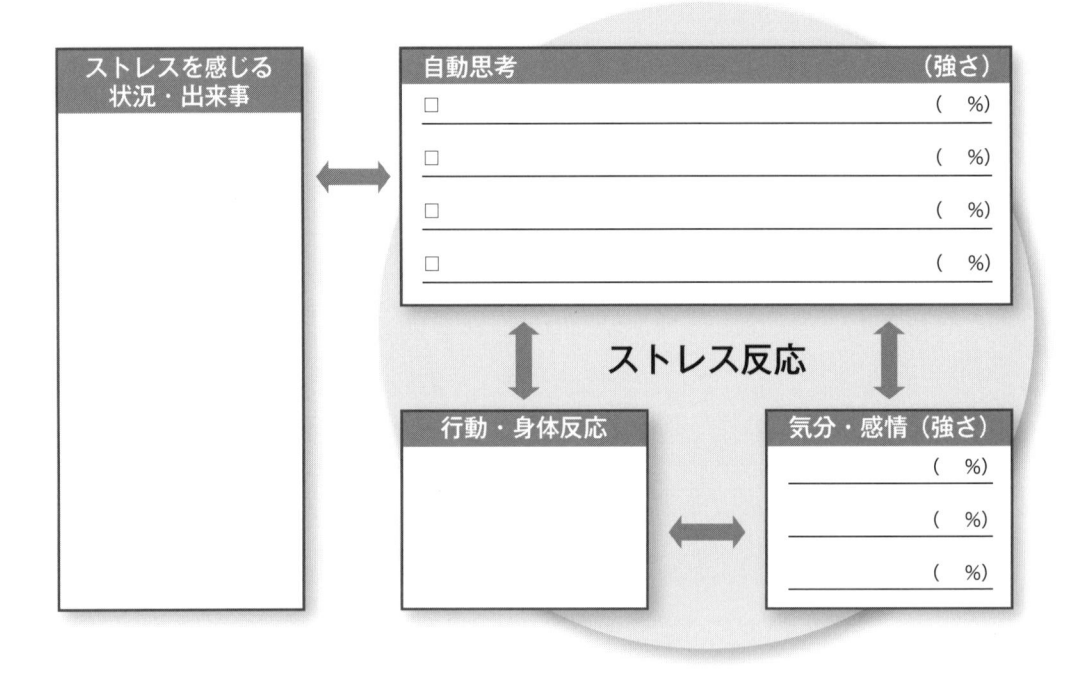

ストレスを感じる 状況・出来事	自動思考　　　　　　　　　　　　（強さ）
	□ _____ （　％）
	□ _____ （　％）
	□ _____ （　％）
	□ _____ （　％）

ストレス反応

行動・身体反応	気分・感情（強さ）
	_____（　％）
	_____（　％）
	_____（　％）

自動思考を検討するためのシート

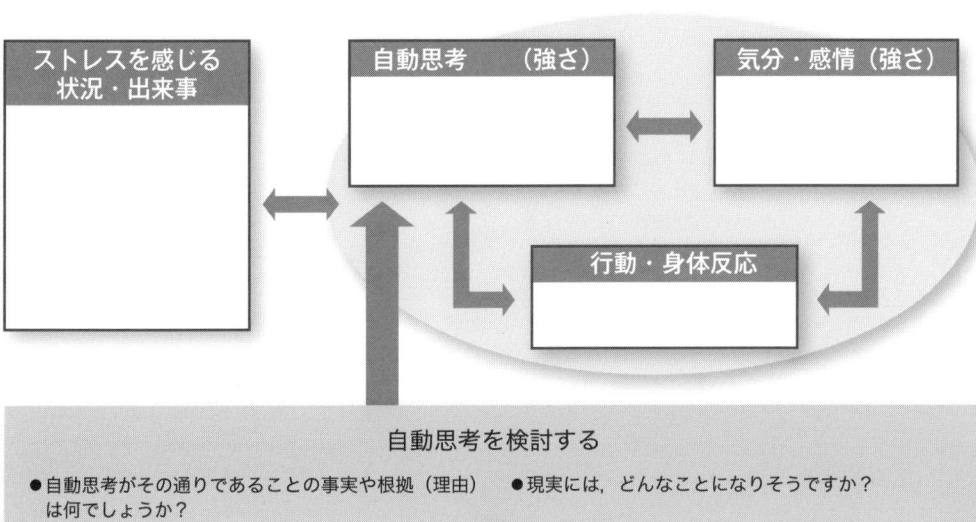

ストレスを感じる状況・出来事	自動思考　（強さ）	気分・感情（強さ）

行動・身体反応

自動思考を検討する

- 自動思考がその通りであることの事実や根拠（理由）は何でしょうか？

- 自動思考がその通りではないとしたら，その事実や根拠（理由）は何でしょうか？

- 自動思考を信じるメリットは何でしょうか？

- 自動思考を信じるデメリットは何でしょうか？

- 最悪どんなことになる可能性がありますか？

- 奇跡が起こったらどんなすばらしいことになりますか？

- 現実には，どんなことになりそうですか？

- 以前，似たような体験をしたとき，どんな対処をしましたか？

- 他の人なら，この状況に対してどんなことができそうですか？

- この状況に対して，どんなことができそうですか？

- もし，これが友達や家族だったら，あなたは何と言ってあげたいですか？

- 自分自身に対して，どんなことを言ってあげたいですか？

ホームワーク ⑧

新たな思考を案出するためのシート

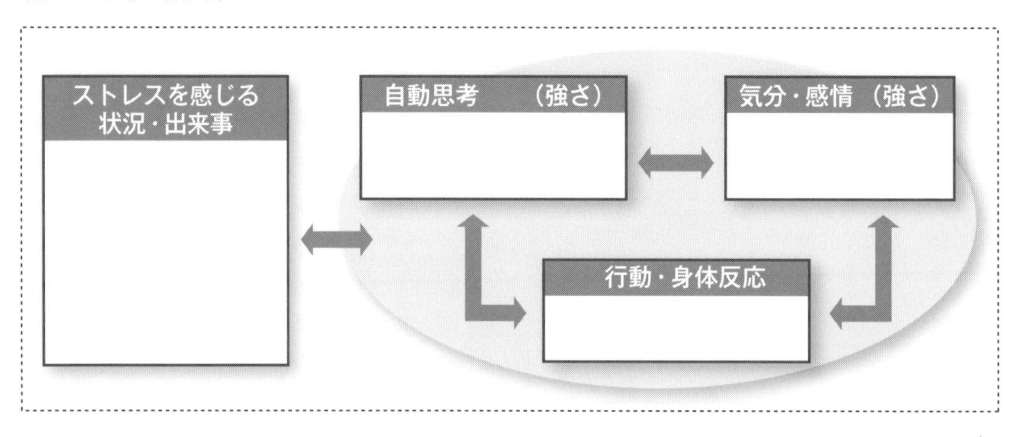

ストレスを感じる 状況・出来事	自動思考　（強さ）	気分・感情（強さ）

行動・身体反応

自動思考を検討するための質問集

- 自動思考がその通りであることの事実や根拠（理由）は何でしょうか？
- 自動思考がその通りではないとしたら，その事実や根拠（理由）は何でしょうか？
- 自動思考を信じるメリットは何でしょうか？
- 自動思考を信じるデメリットは何でしょうか？
- 最悪どんなことになる可能性がありますか？
- 奇跡が起こったらどんなすばらしいことになりますか？
- 現実には，どんなことになりそうですか？
- 以前，似たような体験をしたとき，どんな対処をしましたか？
- 他の人なら，この状況に対してどんなことができそうですか？
- この状況に対して，どんなことができそうですか？
- もし，これが友達や家族だったら，あなたは何と言ってあげたいですか？
- 自分自身に対して，どんなことを言ってあげたいですか？

新たな思考（強さ）

新たな思考（強さ）

新たな思考（強さ）

もとの自動思考の強さ　➡
現在の気分・感情　➡

- 認知再構成法をやってみた感想

第8回

第9回

問題解決に取り組もう1

第9回 プログラム内容

1．問題解決法に取り組もう1

1. 問題解決法とは
2. 問題解決法の意義
3. 問題解決法の手続きの流れ
4. 問題解決法の手続き①
   ── 問題状況を具体的に把握する

> **ワーク11**
> ◆問題状況を具体的に把握しよう

5. 問題解決法の手続き②
   ── 問題解決のための認知を整える

> **ワーク12**
> ◆問題解決のための認知を整えてみよう

2．第9回 まとめ

> **ホームワーク9-1**
> ◆把握した問題状況を見直そう
> **ホームワーク9-2**
> ◆問題解決のための認知を日常生活に適用してみよう

1 問題解決法に取り組もう1

1　問題解決法とは

　前半では，自分のストレス体験のパターンを，アセスメントを通して理解しました。その後，認知再構成法で，主に認知に焦点を当てた対処法を学びました。これからは，主に行動に焦点を当てた対処法を学び，身につけていきましょう。

　問題解決法とは，ストレス反応のなかでもとくに行動に焦点を当てて，ストレス状況から自分がどのように抜け出すか，あるいはストレス反応に対してどのように対処するかという，新たな行動の仕方（ふるまい方）を，目標や計画を立てて実行し，ストレス反応の軽減をめざす方法です。問題解決法も認知再構成法と同様に，練習によって身につけることができるスキルです。この問題解決スキルが身についてくると，行動における柔軟性が高まり，ストレスへの対処力が向上します。

　図1を見てください。「課題の締切は明日までだが，まだほとんど終わっていない」という「ストレス状況」で，いつもの行動としては，「課題に手をつけず，ネットをだらだらとする」という問題を先送りする回避行動が取られています。この回避行動を取ることで，「課題の締切は明日までだが，まだほとんど終わっていない」というストレス状況は時間の経過とともに大きくなり，時間が経てば経つほど焦り，その結果，焦るあまり課題が手につかないという悪循環に陥ってしまいます。

　そこで，ストレス反応を軽減するために問題解決法を行った結果が図2になります。問題の解決として「とりあえず課題の一番手のつけやすいところをやってみる」という行動を取ることで，その分の課題が進み，さらにまた手のつけやすいところをやってみることを繰り返すことで，次に手のつけやすいところに取りかかることができ，その結果，課題が少しずつ進み，悪循環から一歩ずつ抜け出すことができます。

　このようにストレス状況が生じたときに問題解決法を繰り返すことで，問題解決に

向けた一連の行動的スキルを上げることが問題解決法の目的です。

本プログラムでは，第9回〜第11回にかけて段階的に問題解決法を習得します。

ストレス状況①
課題の締切は明日までだが，まだほとんど終わっていない

→ **いつもの行動①**
課題に手をつけず，ネットをだらだらとする

ストレス状況②
課題が全く進まず，時間だけが過ぎていく

→ **いつもの行動②**
焦って，やりだそうとするが，焦るあまり課題に手がつかない

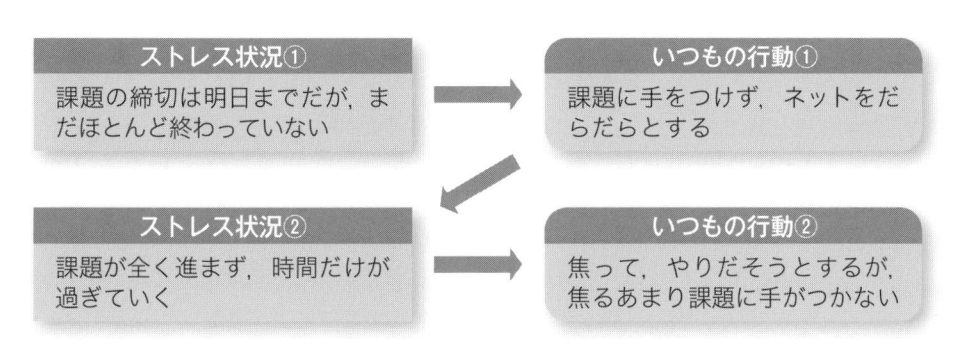

図1　問題解決法を行う前

↓

ストレス状況①
課題の締切は明日までだが，まだほとんど終わっていない

→ **新しい行動①**
とりあえず課題の一番手のつけやすいところをやってみる

ストレス状況②
やった分だけ課題が進む

→ **新しい行動②**
次にやりやすいところに取りかかる

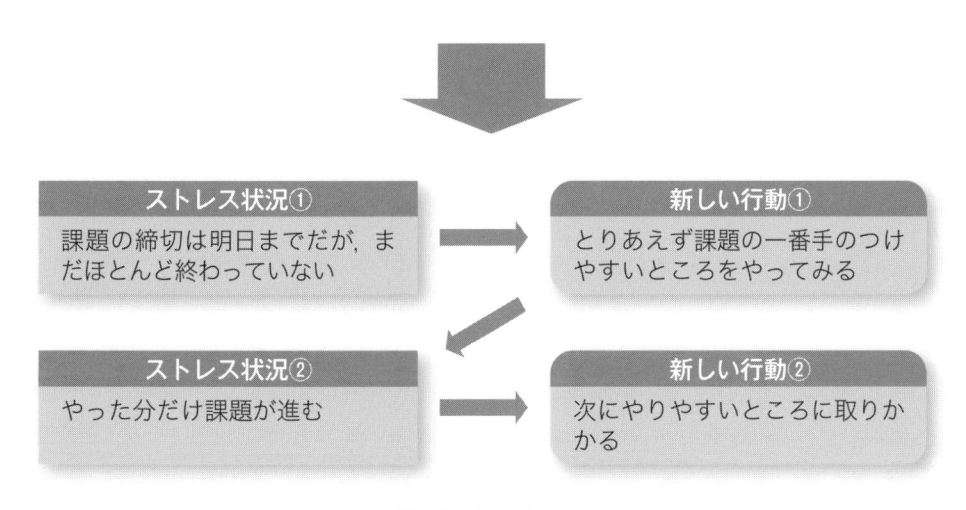

図2　問題解決法を行った結果

> 行動を新しく変えることで，ストレスから抜け出せそうだ！

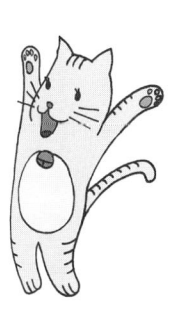

2　問題解決法の意義

問題解決法を行うことには，以下のような意義があります。

- ストレス状況において，問題解決につながりやすい行動が取れるようになる。
- 問題解決法を繰り返すことで，問題を解決するための手続きを身につけることができ，その場その場のストレスの軽減だけではなく，ストレスに対する対処能力が向上する。

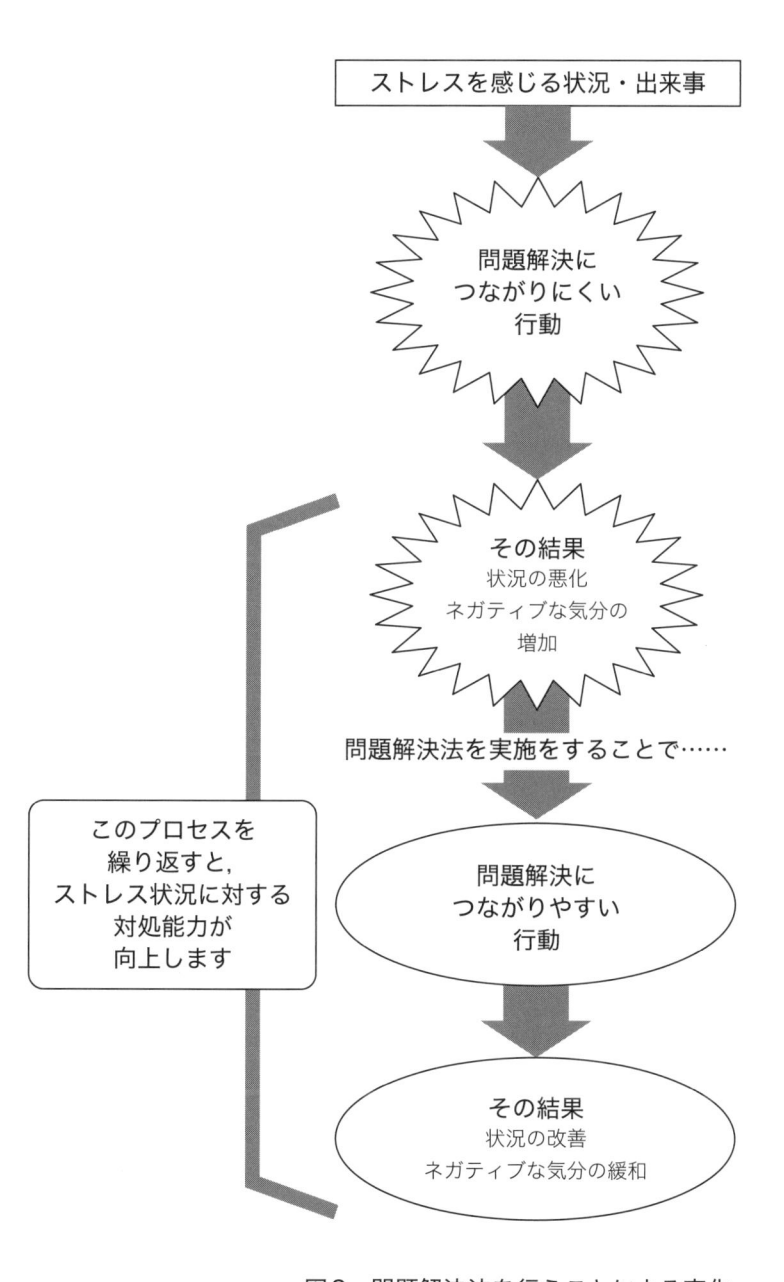

```
          ストレスを感じる状況・出来事
                     ↓
            問題解決に
            つながりにくい
            行動
                     ↓
            その結果
            状況の悪化
            ネガティブな気分の
            増加
                     ↓
      問題解決法を実施をすることで……
                     ↓
            問題解決に
            つながりやすい
            行動
                     ↓
            その結果
            状況の改善
            ネガティブな気分の緩和
```

このプロセスを繰り返すと，ストレス状況に対する対処能力が向上します

図3　問題解決法を行うことによる変化

3　問題解決法の手続きの流れ

問題解決法は以下のような手続きで進めていきます。

　　　　　　　　A．計画を立てる

　　　　　　　　　①問題状況を具体的に把握する

　　　　　　　　　②問題解決のための認知を整える

　　　　　　　　　③達成可能で現実的な目標を具体的にイメージする

　　　　　　　　　④目標を達成するための具体的な手段を案出し，検討する

　　　　　　　　　⑤行動実験のための具体的な実行計画を立てる

　　　　　　　　B．実行に移す

　　　　　　　　　⑥行動実験をし，結果を検証する

A．計画を立てる

①問題状況を具体的に把握する

　この段階では，問題解決法で扱うストレス体験を選び，アセスメントを行います。選択したストレス体験を具体的に表現しましょう。

②問題解決のための認知を整える

　この段階では，問題解決法を円滑に進めるためのモデルとなる認知を取り入れます。

③達成可能で現実的な目標を具体的にイメージする

　この段階では、①で把握した問題状況に対して、自分がどうできればいいのか、という問題解決の目標を具体的にイメージします。

④目標を達成するための具体的な手段を出し、検討する

　この段階では、③でイメージした問題解決の目標を達成する具体的手段を考えます。まず、さまざまなアイディアを出し、その次にそれぞれのアイディアの効果や実行可能性について検討します。

⑤行動実験のための具体的な実行計画を立てる

　この段階では、④で検討したさまざまな手段を組み合わせて取捨選択し、具体的な実行計画を立てます。

B．実行に移す（①〜⑤の後）
⑥行動実験をし、結果を検証する

　次に、各手続きについてさらに細かくご紹介していきます。

　今回は、「①問題状況を具体的に把握する」と「②問題解決のための認知を整える」について紹介します。

4 問題解決法の手続き① ── 問題状況を具体的に把握する

問題解決法の最初の手続きは、ストレス体験となっている日常生活の問題を選び、それを具体的に書き出していきます。

問題解決法では、できるだけ小さな問題状況を扱うのが効果的だと言われています。したがって、大きな問題は小分けにしてその1つを扱いましょう。そしてその問題のポイントがわかるように具体的に書き出しましょう。

Iさん（30代・女性・ライター）の問題状況を例に取って、問題解決法の具体例を紹介します。Iさんは、ライターとして自宅で原稿を書くことが多く、そこでさまざまなストレスを体験していました。今回はそのなかでも、以下の体験を問題解決法で取り扱うことにしました。

問題状況を具体的に把握する（Iさんの場合）

原稿締切当日の夜12時までに原稿を仕上げなければならない。当日、その時間までに家で原稿を仕上げたいのだが、夕食を食べ終わると気が抜けて、マンガを読んだりネットをやったりすることで、くつろぎモードをもう少し味わいたくなり、「ちょっとだけ」と思って、マンガを読み始めたりネットをやったりすると、結局はダラダラ続けてしまう。そのせいで、仕事に戻れなくなり、時間までに仕上がらず、その結果、相手に迷惑をかけてしまう。また、そういう自分に自己嫌悪を感じるし、あとから時間がなくてあわてるので納得のいく仕事ができない。

Iさんは，原稿締切当日の夜の，この時間しか原稿を書くことができないという状況で，夕食を食べ終わるとつい気が抜けて，くつろぎモードをもう少し味わいたくなり，「ちょっとだけ」と思って，マンガを読み始めたりネットをやったりすると，結局はダラダラ続けて，その結果，原稿を書く時間がなくなってしまいます。そして，締切当日に仕上がらず，相手に迷惑をかけたり，自己嫌悪を感じたり，また，時間がなくてあわてるので納得のいく仕事ができない，というストレス体験があるようです。

　「問題状況を具体的に把握する」という作業では，このように，日常的なストレス体験をできるだけ具体的に表現します。

ワーク11 ▶▶▶

◆ストレス体験となっている日常生活の問題を選び，それを具体的に書き出しましょう。

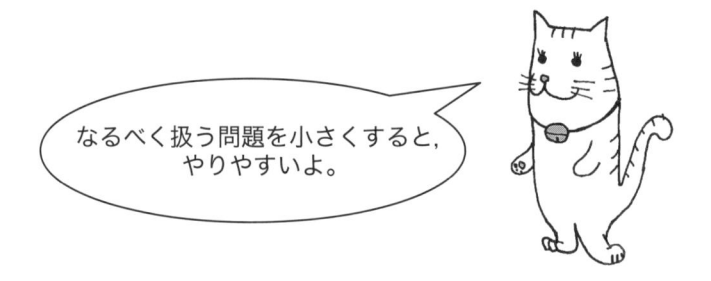

なるべく扱う問題を小さくすると，やりやすいよ。

問題状況を具体的に把握する

5　問題解決法の手続き② ── 問題解決のための認知を整える

　次の手続きは、問題解決に向けての認知を整えることです。

　下の1〜6の文章は、ストレスへの対処能力の高い人の問題解決における認知を抽出したものです。また、★は自分の問題解決における認知を整えるものです。私たちはそれらをお手本にすることで、問題解決に向けて認知をよりよく整えることができます。

1. 生きていれば何らかの問題は生じるものだ。問題があること自体を受け入れよう。
2. 原因を1つに決めつけず、さまざまな要因を見つけてみよう。
3. 問題を「悩む」のではなく、「何らかの解決を試みるべき状況」として捉えてみよう。
4. 大きな問題は小分けにしてみよう。小さな問題に分解して、突破口を見つけよう。
5. 「解決できるか」ではなく「対処できそうなこと」「できないこと」を見極めよう。
6. できることから手をつけよう。「実験」としてチャレンジしてみよう。

★どんなことを自分に言うといいだろうか？　下欄に記入してみよう。

1.「生きていれば何らかの問題は生じるものだ。問題があること自体を受け入れよう」

　ここでは、問題の受け入れを行います。ストレス対処が得意でない人は、問題を受け入れずに「信じられない！」「なかったことにしよう」「こんな問題は知らない」と、問題そのものを否定してしまう傾向があります。一方、ストレス対処が得意な人は、「問題は起こるものだ」「ここにはこういう問題があるのだ」と、問題の存在をそのまま受け入れる傾向があります。

2.「原因を1つに決めつけず，さまざまな要因を見つけてみよう」

　ストレス対処が得意でない人は，原因を何か1つに決めつけて（たとえば「私の能力が低いせいだ」など），そこから身動きが取れなくなってしまう傾向があります。一方，ストレス対処が得意な人は，1つの原因にとらわれず，その問題にかかわるさまざまな側面（要因）を幅広く検討する傾向があります。さまざまな側面（要因）から検討すると，突破口が見つかりやすくなります。

3.「問題を『悩む』のではなく，『何らかの解決を試みるべき状況』として捉えてみよう」

　ストレス対処が得意でない人は，問題に対して「どうしよう，どうしよう……」と悩み始めてしまい，そのまま悩み続けることで問題解決から遠ざかってしまいます。一方，ストレス対処が得意な人は，「どうしよう」を，「どうしようかな？」という問いに変換して，解決策につながるようなアイディアを考える傾向があります。

4.「大きな問題は小分けにしてみよう。小さな問題に分解して，突破口を見つけよう」

　ストレス対処が得意でない人は，大きな問題を大きなまま悩んでしまう傾向があります。しかし，ストレス対処が得意な人は，問題を大きなままにせず小分けにして，一つ一つの小さな問題に対して，問題解決を試みる傾向があります。

5.「『解決できるか』ではなく『対処できそうなこと』『できないこと』を見極めよう」

　ストレス対処が得意でない人は，「解決できるかできないか」と問題解決の結果に最初からこだわって，自分でプレッシャーを高めてしまう傾向があります。反対に，ストレス対処が得意な人は，結果ではなく，「今の自分にできることは何だろう？」と考

え，できることとできないことの両方を見渡そうとする傾向があります。

6.「できることから手をつけよう。『実験』としてチャレンジしてみよう」

　ストレス対処が得意な人は，上記の5で，できること・できないことを見極めたうえで，その「できること」に焦点を絞って，チャレンジしてみる傾向があります。その際，「とりあえずやってみよう」「やってみたらどうなるのか」と実験をするようなつもりで行動に取りかかります。

　Iさんは1～6の認知を一通り当てはめてみて，「なるほど，どれも自分の問題に当てはまるなぁ」と納得して，これらの認知を取り入れてみることにしました。たとえば，「1. 生きていれば何らかの問題は生じるものだ。問題があること自体を受け入れよう」については，「今日はとにかく締切の仕事が目の前にあるのだ。それはしょうがないことだ」と，考えてみるようにしました。また，「6. できることから手をつけよう。『実験』としてチャレンジしてみよう」では，「とりあえず，ここまで書いた原稿を読み返してみよう」「ひとまずパソコンの前に座ってみよう」というように当てはめて考えてみました。

★「どんなことを自分に言うといいだろうか？　下欄に記入してみよう」

　1～6はストレス対処が得意な人から借りてきたお手本ですが，他にも問題解決のための認知はたくさんあるでしょう。ぜひご自分でも考えてみてください。座右の銘でもいいですし，認知再構成法で案出した新たな思考なども役立つでしょう。

Iさんの「例」

「ネットもマンガもいつものように止まらなくなるよ」

「仕事モードに戻ろう」

> 1から6までの
> 「問題解決のための認知」は，
> それぞれどう使えそうかな？
> 自分の問題状況に当てはめて
> 考えてみよう。
> さらに，自分自身の認知も
> 考えだしてみよう。

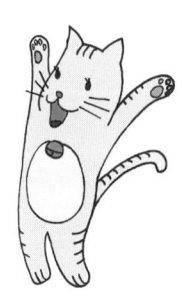

ワーク12 ▶▶▶

◆問題解決のための認知を整えるために,以下の文章を読んで,自分の問題に当てはめて考えてみましょう。下欄では,問題解決のための自分自身の認知を案出し,書き出してみましょう。さらに,メンバーと問題解決のための認知について話し合いましょう。

1. 生きていれば何らかの問題は生じるものだ。問題があること自体を受け入れよう。

2. 原因を1つに決めつけず,さまざまな要因を見つけてみよう。

3. 問題を「悩む」のではなく,「何らかの解決を試みるべき状況」として捉えてみよう。

4. 大きな問題は小分けにしてみよう。小さな問題に分解して,突破口を見つけよう。

5. 「解決できるか」ではなく「対処できそうなこと」「できないこと」を見極めよう。

6. できることから手をつけよう。「実験」としてチャレンジしてみよう。

★どんなことを自分に言うといいだろうか？ 下欄に記入してみよう。

2 第9回 まとめ

◆問題解決法とは，ストレス反応のなかでもとくに行動に焦点を当てて，ストレス状況から自分がどのように抜け出すか，あるいはストレス反応に対してどのように対処するかという，新たな行動の仕方（ふるまい方）を，目標や計画を立てて実行し，その結果，ストレス反応の軽減をめざす方法です。

◆問題解決法の手続きは，「A. 計画を立てる」「B. 実行に移す」に大きく分かれ，Aは，①問題状況を具体的に把握する，②問題解決のための認知を整える，③達成可能で現実的な目標を具体的にイメージする，④目標を達成するための具体的な手段を出し，検討する，⑤行動実験のための具体的な実行計画を立てる，という段階に分かれます。①〜⑤までの計画を立てた後に，Bの⑥行動実験をします。

◆問題解決法の手続き①では，ストレス体験を「問題状況」として，具体的に書き出します。

◆問題解決法の手続き②では，問題解決のための認知を整えます。ストレス対処の得意な人の認知を借りて，自分自身の認知をよりよく整えましょう。さらに自分でも問題解決のための認知を案出してみましょう。

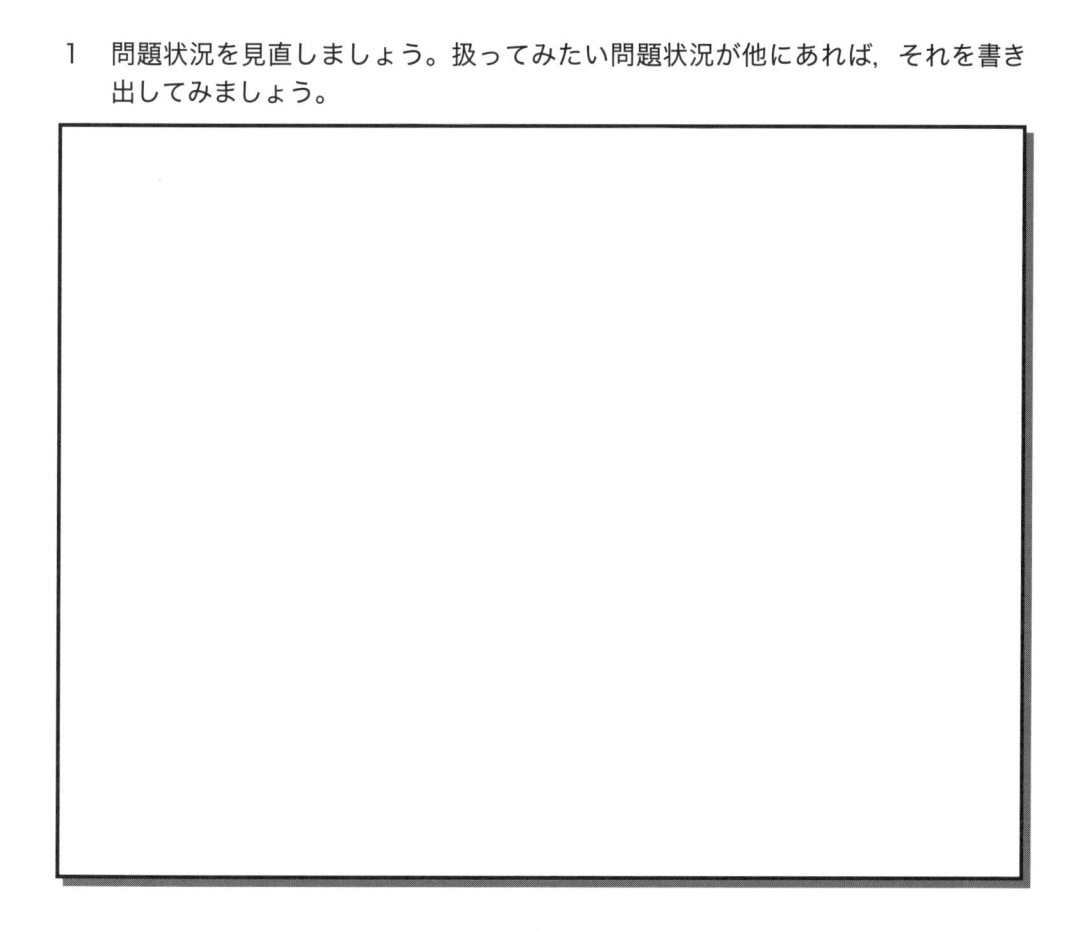

ホームワーク ⑨-①

1 問題状況を見直しましょう。扱ってみたい問題状況が他にあれば、それを書き出してみましょう。

ホームワーク ⑨_②

2 p.151の「ワーク12」の「問題解決のための認知」を1週間持ち歩き，個々のストレス体験にそれらの認知を当てはめて，さらに問題解決のための自分自身の認知も案出してみましょう。どのようなときにそれらの認知を当てはめたか，そしてどのような認知を案出したかを書き留め，そのときの感想も書き留めましょう。

どのようなときに当てはめたか？

どのような認知を案出したか？

感想はどうか？

第10回

問題解決に取り組もう2

第10回 プログラム内容

1．問題解決法に取り組もう2

1　問題解決法の手続き③
　—— 達成可能で現実的な目標を具体的にイメージする

2　問題解決法の手続き④
　—— 目標を達成するための具体的な手段を出し，検討する

ワーク13
　◆達成可能で現実的な目標を具体的にイメージしよう
ワーク14
　◆目標を達成するための具体的な手段を案出しよう

2．第10回　まとめ

ホームワーク10-1
　◆達成可能で現実的な目標の具体的なイメージを完成させよう
ホームワーク10-2
　◆目標を達成するための具体的な手段を完成させよう

1 問題解決法に取り組もう２

1　問題解決法の手続き③ ── 達成可能で現実的な目標を具体的にイメージする

　問題状況を具体的に把握して，問題解決のための認知を整えたら，次は達成可能で現実的な目標を具体的にイメージしていきます。いつ，どこで，何を，どんなふうにするのか，シナリオを作るように目標をイメージしていきましょう。理想的な目標ではなく，手続き②から一歩抜け出したような目標が望ましいでしょう。それはイメージできるような具体性の高い目標である必要があります。

　ここでも，第９回に登場したⅠさん（30代・女性・ライター）を例に挙げて説明します。

　Ⅰさんは原稿締切当日の夜12時に締切の仕事を抱えており，いつものパターンだと「原稿締切当日の夕食後についダラダラしてしまい，なかなか仕事に戻れず，締切時間を過ぎてしまう」という問題状況があります。そして，今回はこういうことを繰り返したくなく，締切時間までに原稿を仕上げたいと思っています。

　Ⅰさんは問題解決に向けた認知を整えたのちに，以下のような「達成可能で現実的な目標イメージ」を案出しました。

> ### 達成可能で現実的な目標イメージ（Iさんの例）
>
> 　夕食後にコーヒーをいれ，そのコーヒーを持ち，「原稿を書こう」と思って，机の前に座る。そのとき，「あとちょっとだけくつろごう」という考えが浮かんでも，「ネットもマンガもいつものように止まらなくなるよ」「仕事モードに戻ろう」というセリフを口に出して言ってみる。それからコーヒーを一口飲んでから，パソコンのスリープの状態をクリックして解除し，目の前のワード原稿の書きかけのページの頭から原稿を読み始める。読み終えると，キーボードに手を置き，続きの文章をとりあえず一文だけ書き出す。

　これまでのIさんは締切当日の夜にもかかわらず，夕食後に気が抜けてしまい，「あとちょっとだけ」と思いながら，ついついネットサーフィンを始めたり，マンガを読み出したりしていました。そこで今回は，食後すぐにコーヒーをいれ，コーヒーを持ったまま机の前に行き，座ってみることにしました。しかし机の前に座ってもやはり，「あとちょっとだけくつろごう」という考えが浮かび，そのままだらだらと仕事以外のことをしてしまう恐れがあります。そこで，Iさんが考えた問題解決に向けた認知である，「ネットもマンガもいつものように止まらなくなるよ」「仕事モードに戻ろう」というセリフを，あえて口に出して言ってみることにしました。なぜなら，頭の中で言うよりも，口に出したほうが自分で納得しやすいからです。さらにそのセリフを言ったあとで，コーヒーを一口飲んでから，パソコンのスリープの状態をクリックして解除し，目の前のワード原稿の書きかけのページの頭から原稿を読み返し，読み終わったところでキーボードに手を置き，続きの文章をとりあえず一文だけ書き出す……という一連の具体的な目標のイメージを作りました。

このように，問題状況から一歩抜け出した，達成可能で現実的な解決のイメージを，目標にしてみましょう。

ワーク13 ▶▶▶

◆問題状況に対する達成可能で現実的な目標を具体的にイメージし，書き出しましょう。

達成可能で現実的な目標イメージ

最終的なゴールではなく，問題から一歩抜け出した状況をイメージしてみてね。

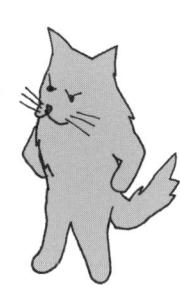

第10回

2　問題解決法の手続き④——目標を達成するための具体的な手段を案出し，検討する

　ここまで，問題状況を具体的に把握して，問題解決のための認知を整え，達成可能で現実的な目標を具体的にイメージしました。次は，そのイメージを確実に実現できるように，詳細で具体的な手段を案出します。

　次に，案出したそれぞれの案について，「その手段が目標達成のためにどのくらい効果的か」（効果）と，「その手段はどのくらい実行可能か」（実行可能性）という評価基準に沿って，パーセント（％）で評価してみましょう。

　引き続き，Iさん（30代・女性・フリーライター）を例に挙げて説明します。

　Iさんは，以下のような「目標を達成するための具体的な手段」を挙げました。

　Iさんは，「達成可能で現実的な目標イメージ」を確実に実現するために，さらにその手段を具体的にイメージし，それらを書き出しました。そしてそれぞれの手段について「どのくらい効果的か」および「どのくらい実行可能か」という視点から，それぞれの手段を0〜100％で評価しました。このように目標イメージを確実に実現するための手段を，さらに具体的にイメージすることで，より確実性の高い実行計画（次回に紹介します）が，立てやすくなります。

目標を達成するための具体的な手段（Ⅰさんの例）	効果的か	実行可能か
1．夕食前に，「ネットもマンガもいつものように止まらなくなるよ」「仕事モードに戻ろう」という認知をふせんに書き，パソコンのモニターの真ん中に貼っておく	(100%)	(100%)
2．夕食を作るときに，あらかじめ一番お気に入りのコーヒーをキッチン棚に置いておく	(100%)	(100%)
3．夕食後すぐに，キッチンに行ってあらかじめ用意していたコーヒーをいれる	(100%)	(100%)
4．マグカップを右手に持ち，机の前まで行き，イスに座りコーヒーを一口飲み，マグカップを机に置く	(80%)	(100%)
5．パソコンのモニターの真ん中に貼ってある，ふせんに書いてある認知を声に出して読み，読み終わったらはがし，机の右端に貼り，マウスを持ってクリックし，スリープ状態を解除する	(80%)	(100%)
6．マウスで画面をスクロールして，書きかけのページの一番頭まで戻り，そこから原稿を読み返す	(70%)	(100%)
7．読み終わったらキーボードに手を置き，頭に浮かんだ続きの一文を，その良し悪しを判断せず，とりあえず入力する	(80%)	(90%)

ワーク14 ▶▶▶

◆p.161のワーク13で書き出した目標を達成するための具体的な手段をあげましょう。書き出したら、それぞれの手段を「効果」と「実行可能性」という基準で評価しましょう。

目標を達成するための具体的な手段	効果的か	実行可能か
1. _____	(%)	(%)
2. _____	(%)	(%)
3. _____	(%)	(%)
4. _____	(%)	(%)
5. _____	(%)	(%)
6. _____	(%)	(%)
7. _____	(%)	(%)

2　第10回　まとめ

◆問題解決法の手続き③では，手続き①で書き出した問題状況から抜け出すための，達成可能で現実的な目標を具体的にイメージします。

◆問題解決法の手続き④では，手続き③でイメージした目標を確実に実現するための具体的な手段を案出し，それぞれの手段を「効果」と「実行可能性」という基準に沿って評価します。

ホームワーク ⑩-❶, ⑩-❷

◆p.161のワーク13「達成可能で現実的な目標イメージ」，p.164のワーク14「目標を達成するための具体的な手段」を完成させましょう。

第11回

問題解決に取り組もう3

第11回 プログラム内容

1．問題解決法に取り組もう3

1　問題解決法の手続き⑤
　── 行動実験のための具体的な実行計画を立てる

> **ワーク15**
> ◆目標を達成するために案出した手段をそれぞれ吟味しよう
> ◆行動実験のための具体的な実行計画を立てよう

2．第11回　まとめ

> **ホームワーク11**
> ◆行動実験のための実行計画を実際に試してみよう

1 問題解決法に取り組もう3

1　問題解決法の手続き⑤ —— 行動実験のための具体的な実行計画を立てる

　第9回では問題状況の把握の仕方を学び，問題解決のために認知を整えました。第10回では，問題状況から抜け出すための達成可能で現実的な目標を具体的にイメージし，さらにその目標を達成するための具体的な手段を案出し，それぞれの手段を検討しました。

　第11回では，第9回，第10回でやったことをふまえて，行動実験のための具体的な実行計画を立てましょう。行動実験とは，目標を達成するための具体的な実行計画を作り，「やってみたらどうなるか」という実験的な構えで，その実験を実際にやってみて，結果を検証するという一連の手続きのことをいいます。

　ふたたびIさんの例を挙げます。Iさんの，達成可能で現実的な目標の具体的なイメージとその具体的な手段の案出は，第9回，第10回で挙げたとおり，次のようになりました。

達成可能で現実的な目標イメージ（Iさんの例）

　夕食後にコーヒーをいれ，そのコーヒーを持ち，「原稿を書こう」と思って，机の前に座る。そのとき，「あとちょっとだけくつろごう」という考えが浮かんでも，「ネットもマンガもいつものように止まらなくなるよ」「仕事モードに戻ろう」というセリフを口に出して言ってみる。それからコーヒーを一口飲んでから，パソコンのスリープの状態をクリックして解除し，目の前のワード原稿の書きかけのページの頭から原稿を読み始める。読み終えると，キーボードに手を置き，続きの文章をとりあえず一文だけ書き出す。

目標を達成するための具体的な手段（Iさんの例）	効果的か	実行可能か
1．夕食前に，「ネットもマンガもいつものように止まらなくなるよ」「仕事モードに戻ろう」という認知をふせんに書き，パソコンのモニターの真ん中に貼っておく	(100%)	(100%)
2．夕食を作るときに，あらかじめ一番お気に入りのコーヒーをキッチン棚に置いておく	(100%)	(100%)
3．夕食後すぐに，キッチンに行ってあらかじめ用意していたコーヒーをいれる	(100%)	(100%)
4．マグカップを右手に持ち，机の前まで行き，イスに座りコーヒーを一口飲み，マグカップを机に置く	(80%)	(100%)
5．パソコンのモニターの真ん中に貼ってある，ふせんに書いてある認知を声に出して読み，読み終わったらはがし，机の右端に貼り，マウスを持ってクリックし，スリープ状態を解除する	(80%)	(100%)
6．マウスで画面をスクロールして，書きかけのページの一番頭まで戻り，そこから原稿を読み返す	(70%)	(100%)
7．読み終わったらキーボードに手を置き，頭に浮かんだ続きの一文を，その良し悪しを判断せず，とりあえず入力する	(80%)	(90%)

　上記の「達成可能で現実的な目標イメージ」と「目標を達成するための具体的な手段」をふまえて，Iさんは「行動実験のための具体的な実行計画」を以下のように書き出しました。

行動実験のための具体的な実行計画（Ⅰさんの例）

　夕食前に，「ネットもマンガもいつものように止まらなくなるよ」「仕事モードに戻ろう」という認知をふせんに書き，パソコンのモニターの真ん中に貼っておく。夕食を作るとき，あらかじめ一番お気に入りのコーヒー豆をキッチン棚に置いておく。夕食後すぐに，あらかじめ用意していたコーヒーをキッチンにいれに行く。いれ終わったら，マグカップを右手に持ち，机の前まで行き，イスに座り，コーヒーを一口飲み，マグカップを机に置く。それからパソコンのモニターの真ん中に貼ってあるふせんを声に出して読み，読んだらはがし，机の右端に貼っておく。それからパソコンのスリープの状態をクリックして解除する。マウスで画面をスクロールし，書きかけのページの一番頭まで戻り，そこから原稿を読み返す。読み終わったらキーボードに手を置き，頭に浮かんだ続きの一文を，その良し悪しを判断せずとりあえず入力する。仕事中に，また「くつろごう」という考えが浮かんだら，机の右端に貼ってあるふせんを見る。

　このように実行計画が立てられたら，あとは実際の問題場面で行動実験をするのみです。「やってみたらどうなるのか」という構えで計画を実験し，結果を検証しましょう。
　Ⅰさんは計画を立てたその日に行動実験を行い，翌日その結果を以下のように書き出しました。

行動実験の結果とその検証

●いつやったのか？
　昨夜

●やってみてどうだったか？
　ほぼ実行計画に沿ってできた。昨日は午後7時すぎにふせんに認知を書き，午後8時に夕食を終え，そのままコーヒーをいれて，その場で立ったまま，一口飲んでしまった。そこで「ヤバイ」と思い，あわてて机の前のイスに座り，それから改めてコーヒーを一口飲み，マグカップを机の上に置いた。それからふせんを声に出して読んで外し，机に貼った。そしてパソコンのスタンバイを解除し，書きかけの原稿を読み終え，5分たって最初の文章が頭に浮かんだのでとりあえずそれを入力した。また，作業を始めて7〜8分後にメールのチェックがしたくなったが，机に貼ってあるふせんを見て，気を取り戻し，メールのチェックをせずに文章を書き続けることができた。

●結果的に問題は解決されたか？
　締切当日の夕食後に，くつろぎモードでマンガやネットを始めなくて済み，割とあっさり仕事に戻れた。締切の12時までに仕上がり，相手に迷惑をかけずに済んだ。自己嫌悪もなく達成感があり，時間がなくてあわてることもなく，納得のいく仕事ができた。

●この行動実験から何を学んだか？
　あらかじめふせんに認知を書いておくと，夕食後，くつろぎたい衝動は意外に大きくならないことが分かった。作業中にくつろぎモードに入りたくなっても，ふせんを読むことで普通に戻れることが分かってよかった。

　Iさんはこのように，実行計画を実践し，締切時間までに原稿を仕上げることができました。その結果をIさんは「いつやったのか？」「やってみてどうだったか？」「結果的に問題は解決されたか？」「この行動実験から何を学んだか？」を考え，書き出しました。

このように行動実験をやってみてどうだったか，結果を書き出し，その結果の検証をしましょう。
　どのような結果であれ，結果を出して検証することが実験では一番重要なことです。したがって，その良し悪しに一喜一憂せず，粘り強く問題解決とその結果の検証を繰り返しましょう。

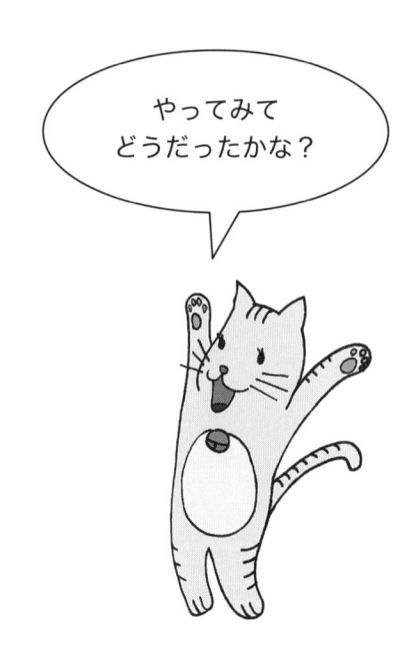

やってみて
どうだったかな？

ワーク15 ▶▶▶

◆目標を達成するために案出した手段を吟味しましょう。
　吟味したあと，それらをいくつか計画に組み込み，行動実験のための具体的な実行計画を作りましょう。

```
　　行動実験のための具体的な実行計画
```

2 第11回 まとめ

◆問題解決法の手続き⑤では、「行動実験のための実行計画」を立てます。

◆実行計画を立てたら、実際の問題場面で行動実験を行い、結果を検証します。

ホームワーク ⑪

　p.175のワーク15で書き出した，「行動実験のための具体的な実行計画」を実践してみましょう。その結果を具体的に書き出しましょう。

行動実験の結果とその検証
●いつやったのか？   ●やってみてどうだったか？   ●結果的に問題は解決されたか？   ●この行動実験から何を学んだか？   ●やってみた感想はどうか？

ホームワーク ⑪

問題解決をするためのシート（Iさんの例）

①問題状況を具体的に把握する

原稿締切当日の夜12時までに原稿を仕上げなければならない。当日、その時間に家で原稿を仕上げようとしたが、夕食を食べ終わって気が抜けて、マンガを読んだりネットをするうちに、くつろぎモードを抜けてもう少し味わいたくなり、「ちょっとだけ」と思ってマンガを読み始めたりネットをやったりすると、結局はダラダラと続けてしまう。そのせいで、仕事に戻れなくなり、時間までに仕上がらず、相手に迷惑をかけてしまう。また、そういう自分に自己嫌悪を感じるし、何とか仕上げてあるのでも納得のいく仕事ができない。

②問題解決のための認知を整える

1. 生きていれば、何らかの問題は生じるものだ。問題があること自体を受け入れよう。
2. 原因を1つに決めつけず、さまざまな要因を見つけてみよう。
3. 問題を「悩む」のではなく、「何らかの解決を試みるべき状況」としてとらえてみよう。
4. 大きな問題はバカにしてはおかず、小さな問題に分解して、突破口を見つけよう。
5. 「解決できるか」ではなく、「対処できそうなことはないか」を見積もろう。
6. できることから手をつけよう。「実験」としてチャレンジしてみよう。
7. どんなことを自分に言ったらいいだろうか？ 下側に記入してみよう。

「ネットもマンガもいつものように止まらなくなるよ」「仕事モードに戻ろう」

③達成可能で現実的な目標を具体的にイメージする

夕食後にコーヒーをいれ、そのコーヒーを一口飲もうと思って、机の前に座る。そのとき、「あとちょっとだけくつろごう」と、「ネットもマンガもいつものように止まらなくなるよ」と考えが浮かんだら、机の前のワード原稿の書きかけのページのスリープ状態のキーボードをクリックして解除し、目の前のワード原稿の頭から原稿を読み始める。読み終えると、またコーヒーを一口飲んでから、パソコンのスリープの状態をクリックして解除し、目の前のワード原稿の頭から原稿を読み始める、読み終えると、キーボードを置き、続きの文章を書き出す。

④目標を達成するための具体的な手段を出し、検討する

目標を達成するための具体的な手段　　　　　　　　　効果的か　実行可能か

1. 夕食前に、「ネットもマンガもいつものように止まらなくなるよ」「仕事モードに戻ろう」という認知をあらかじめふせんに書き、パソコンのモニターの真ん中に貼っておく。（100%）（100%）
2. 夕食を作るときに、あらかじめ一番お気に入りのコーヒーをキッチン棚に置いておく。（100%）（100%）
3. 夕食後すぐに、キッチンに行ってあらかじめ用意していたコーヒーをいれる。（100%）（100%）
4. マグカップを右手に持ち、机の前まで行き、イスに座ってコーヒーを一口飲む。（80%）（100%）
5. パソコンのモニターの真ん中に貼ってあるふせんに書いてある認知を口に出して読んで、読み終わったらはがし、机の右端に貼り、マウスを持ってクリックし、スタンバイを解除する。（80%）（100%）
6. マウスで画面をスクロールし、書きかけのページの一番頭まで戻り、そこから原稿を読み返す。（100%）（100%）
7. 読み終わったらキーボードに手を置き、とりあえず続きの一文を入力する。（80%）（90%）
8. 読み終わったらキーボードに手を置き、その良し悪しを判断せず、とりあえず考えが浮かんだら一文を入力する。

⑤行動実験のための具体的な実行計画を立てる

夕食前に、「ネットもマンガもいつものように止まらなくなるよ」「仕事モードに戻ろう」という認知をふせんに書き、パソコンのモニターの真ん中に貼っておく。ふせんに貼ってあるよう、あらかじめ用意のコーヒー豆をキッチン棚に置いておく。夕食後すぐに、いれ終わっていたコーヒーをキッチンにいれに行く。マグカップを右手に持ち、机の前まで行き、イスに座り、コーヒーを一口飲み、それからパソコンのモニターの真ん中に貼ってあるふせんに書いてある認知を口に出して読み、読み終わったらはがし、それからパソコンのスリープの状態をクリックして解除して画面をスクロール、書きかけのページの一番頭まで戻り、そこから原稿を読み返す。読み終わったらキーボードに手を置き、続きの一文を、その良し悪しを判断せずとりあえず考えが浮かんだら入力する。仕事中に、また「くつろごう」という考えが浮かんだら、机の右端にあるふせんを読んでみる。

第11回

178

問題解決をするためのシート

①問題状況を具体的に把握する

②問題解決のための認知を整える

1. 生きていれば、何らかの問題は生じるものだ。問題があること自体を受け入れよう。
2. 原因を1つに決めつけず、さまざまな要因を見つけてみよう。
3. 問題を「悩む」のではなく、「何らかの解決を試みるべき状況」として捉えてみよう。
4. 大きな問題は小分けにしてみよう。小さな問題に分解して、突破口を見つけよう。
5. 「解決できるか」ではなく、「対処できるかな」といことを見極めよう。
6. できることから手をつけよう。「実験」としてチャレンジしてみよう。
7. どんなことを自分に言うといいだろうか？ 下欄に記入してみよう。

③達成可能で現実的な目標を具体的にイメージする

④目標を達成するための具体的な手段を出し、検討する

目標を達成するための具体的な手段　　効果的か　実行可能か

1. ＿＿＿＿＿＿＿＿＿＿＿＿　（　％）（　％）
2. ＿＿＿＿＿＿＿＿＿＿＿＿　（　％）（　％）
3. ＿＿＿＿＿＿＿＿＿＿＿＿　（　％）（　％）
4. ＿＿＿＿＿＿＿＿＿＿＿＿　（　％）（　％）
5. ＿＿＿＿＿＿＿＿＿＿＿＿　（　％）（　％）
6. ＿＿＿＿＿＿＿＿＿＿＿＿　（　％）（　％）
7. ＿＿＿＿＿＿＿＿＿＿＿＿　（　％）（　％）

⑤行動実験のための具体的な実行計画を立てる

第12回

まとめ

第12回 プログラム内容

１．認知行動療法プログラムのまとめ

１　本プログラムのまとめ

ワーク16
◆プログラム全体の振り返りをしましょう

ワーク17
◆プログラムの今後の活用の仕方を考えましょう

２　認知行動療法を実践し続ける意義

ワーク18
◆プログラムの感想を発表しましょう

２．第12回　まとめ

ホームワーク12
◆学んだスキルを使い続けましょう

1 認知行動療法プログラムのまとめ

1 本プログラムのまとめ

　今回で認知行動療法のプログラムも最終回となります。プログラムのおさらいをしましょう。

　第1回では，認知行動療法の考え方を紹介しました。認知行動療法は，ストレスマネジメントのための強力な手法であり，「認知（ものの捉え方）」と「行動」に焦点を当て，自分のストレス体験の成り立ちを理解し，そのよりよいマネジメントを目指す心理療法です。自分のストレス体験を理解するために，**環境**と**個人**の相互作用，**個人**のなかの「認知」「気分・感情」「身体反応」「行動」の相互作用を示した，認知行動療法の基本モデルを紹介しました。

　第2回～第5回では，自分のストレス体験の成り立ちを理解することを繰り返し行いました。まずはモニタリングを行い，ストレスとなる出来事が起こった状況や，それに対するストレス反応を具体的に細かく観察しました。さらに，モニタリングした自分のストレス体験を自動思考は自動思考，気分は気分としてありのままに感じ，味わいました（これをマインドフルネスといいます）。次に，観察したことを紙に書き出し，認知行動療法の基本モデルに沿って自分のストレス体験を整理したり，理解したりしました（これをアセスメントといいます）。また，ストレス体験と同時に，そのときにどのように対処したのかも含めてアセスメントを行い，自分のストレス体験の特徴を総合的に理解しました。

　プログラムの後半では，自分のストレス体験の特徴を理解したうえで，ストレス反応から抜け出すためのスキルを学びました。そのスキルには2種類あり，「どのように考えたらよいか」という認知の工夫，「どのように動いたらよいか」という行動の工夫の仕方を学びました。

第6回～第8回では,「どのように考えたらよいか」という認知の工夫として認知再構成法を練習しました。ストレス反応の要である自動思考に焦点を当て, さまざまな角度からその自動思考を検討し, 新たな思考を案出する方法を身につけました。

　第9回～第11回では,「どのように動いたらよいか」という行動の工夫として問題解決法を練習しました。ストレス反応から抜け出すためにどのような行動を取ったらよいか, 具体的な計画を立て, 行動実験を通じて検証するという方法を身につけました。

　この最終回では, プログラムを通じて学んだことをまとめ, 今後も認知行動療法によるストレスマネジメントをさらに上手に実践するための計画を立てましょう。

ワーク16 ▶▶▶

◆プログラムを振り返り，学んだことを書き出してみましょう。書きだしたら発表しましょう。

---

①自分のストレス体験（状況・出来事，認知，気分・感情，身体反応，行動）にはどのような特徴がありましたか？

例）自分の予定が変更になったとき，「思い通りにならないのが許せない」という自動思考が浮かんで，人に八つ当たりしてしまうことが多い。

---

②どのようなスキルを習得しましたか？

例）自分のストレスのパターンに気づくことができるようになった。

本プログラムで紹介した主なスキル

モニタリング　書き出すこと（外在化）　アセスメント　マインドフルネス
認知再構成法　問題解決法

※認知再構成法，問題解決法には小さなスキルがたくさん含まれています。

ワーク17 ▶▶▶

◆プログラムを通じて習得した考え方やスキルを今後どのように活用できそうですか。具体的に書き出してみましょう。書き出したら発表しましょう。

> 例）日常でモニタリングを続ける。
> ストレスを感じたら認知行動療法の基本モデルを使ってツールに書き出す。
> 自分の反応をマインドフルに眺めてみる。
> 否定的な自動思考が浮かんだら，認知再構成法を行う。

これからも学んだスキルを使い続けよう！

2　認知行動療法を実践し続ける意義

　認知行動療法は，自分のストレスをよりよくマネジメントするための方法です。私たちは生きていくうえでストレスを避けることはできません。むしろストレスに対処していくことで，ストレスに対するマネジメント力がだんだん鍛えられていきます。ですので，ストレス体験をよい機会と捉えて，積極的に認知行動療法の考え方やスキルを使ってみましょう。

　認知行動療法を実践し続けることには，以下のような意義があります。

- ストレスに対するマネジメント力が維持され，さらに向上する。
- 心身の健康度が高まる。
- 毎日を生き生きと過ごせるようになる。
- 生活の質が高まる。
- 納得のいく生き方ができるようになる。

ワーク18 ▶▶▶

◆プログラムの感想を書き出して発表しましょう。

2 第12回 まとめ

◆プログラムを通じて習得した考え方やスキルを振り返り，さらに今後の活用の仕方を考えましょう。今後，実際にそれらを使い続けましょう。

◆認知行動療法を実践し続けることによって，ストレスに対するマネジメント力が維持され，向上し，最終的には生活の質が高まり，納得のいく生き方につながります。

ホームワーク ⑫

◆トレーニングブックを定期的に（たとえば週に1回，月に1回）見返して，認知行動療法の考え方や個々のスキルのおさらいをしましょう。

◆本プログラムで学んだ考え方やスキルをずっと使い続けましょう。

巻末付録
A. 参考文献

本の紹介

　私たち著者が認知行動療法を実施するときに参考にした本を紹介します。本書で紹介された認知行動療法やストレスに関する考え方やスキルについて，もう少し詳しくお知りになりたい方は，以下の図書を参考にしてください。

　　認知行動療法について
　　伊藤絵美（2005）認知療法・認知行動療法カウンセリング初級ワークショップ．星和書店．
　　　　認知行動療法の基本的な考え方，基礎的なスキルや進め方について解説されています。

　　マイケル・ニーナン＋ウィンディ・ドライデン［石垣琢麿・丹野義彦 監訳］（2010）認知行動療法 100 のポイント．金剛出版．
　　　　認知行動療法のエッセンスをポイントごとに紹介されています。認知行動療法に対する疑問や誤解についても解説されています。

　　ロバート・D・フリードバーグ＋バーバラ・A・フリードバーグ＋レベッカ・J・フリードバーグ［長江信和・大野裕・元村直靖 訳］（2006）子どものための認知療法練習帳．創元社．

　　ポール・スタラード［下山晴彦 監訳］（2006）子どもと若者のための認知行動療法ワークブック —— 上手に考え，気分はスッキリ．金剛出版．
　　　　これらの本は，子どもにもわかりやすいように，認知行動療法の基本的な考え方が日常の具体例や例えをつかって噛み砕いて説明されています。

デニス・グリーンバーガー＋クリスティーン・A・パデスキー［大野裕 監訳＋岩坂彰 訳］（2001）うつと不安の認知療法練習帳．創元社．

大野裕（2003）こころが晴れるノート —— うつと不安の認知療法自習帳．創元社．

　　これらの本は認知行動療法をワークブック形式で進められるように工夫されています。

ジュディス・ベック［伊藤絵美＋神村栄一＋藤澤大介 訳］（2004）認知療法実践ガイド・基礎から応用まで —— ジュディス・ベックの認知療法テキスト．星和書店．

　　特に認知再構成法について詳しく解説されています。

アーサー・M・ネズ＋クリスティン・M・ネズ＋マイケル・G・ペリ［高山巖 監訳］（1995）うつ病の問題解決療法．岩崎学術出版社．

　　問題解決療法（本書では問題解決法）について詳しく解説されています。

伊藤絵美（2008）事例で学ぶ認知行動療法．誠信書房．

伊藤絵美・丹野義彦 編（2008）認知療法・認知行動療法事例検討ワークショップ（1）．星和書店．

伊藤絵美・初野直子・腰みさき（2009）認知療法・認知行動療法事例検討ワークショップ（2）．星和書店．

　　これらの本には認知行動療法を実施した事例が紹介・解説されています。認知再構成法や問題解決法などの技法を使った実践例もあります。

ストレスについて
小杉正太郎 編（2002）ストレス心理学 —— 個人差のプロセスとコーピング．川島書店．
　　ストレスが生じるプロセスやコーピングについて解説されています。

熊野宏昭（2007）ストレスに負けない生活 —— 心・身体・脳のセルフケア．ちくま新書．
　　ストレスに対処するときの実践的なリラックス方法やマインドフルネスの考え方が紹介されています。

グループについて
伊藤絵美＋向谷地生良 編（2007）認知行動療法，べてる式。医学書院．
　　この本にはDVDが付いており，実際にグループを実施している様子を見ることができます。

マインドフルネスや生き方について
ジンデル・V・シーガル＋J・M・G・ウィリアムズ＋ジョン・D・ティーズデール［越川房子 監訳］（2007）マインドフルネス認知療法 —— うつを予防する新しいアプローチ．北大路書房．
　　マインドフルネスやアクセプタンス，瞑想について解説されています。

スーザン・アルバース［上原徹＋佐藤美奈子 訳］（2005）食も心もマインドフルに —— 食べ物との素敵な関係を楽しむために．星和書店．
　　マインドフルネスに関する考え方とスキルがわかりやすく解説されています。

ジェフリー・E・ヤング＋ジャネット・S・クロスコ＋マジョリェ・E・ウェイシャー［伊藤絵美 監訳］（2008）スキーマ療法．金剛出版．
　長年におよんで形成されてきた，その人を生きづらくさせている認知や対処行動の問題をケアしていくための方法を解説した本です。

巻末付録
B. 集団認知行動療法に参加されるにあたって

お約束いただきたいこと

約束1

　安心して問題について話し合えるよう，グループ内で聴いたすべての個人情報はグループ外では口にしないでください。

約束2

　普段は話さない胸のうちをグループ内で話すことは，大変勇気がいることでもあります。メンバーの発言に対する批判や非難は避け，思いやりをもって参加しましょう。

約束3

　毎回のセッションにはホームワークが用意されています。セッションで学んだことを実際に日常生活で使いこなすためには，セッション外の時間を利用して普段から認知行動療法に取り組むことが大切です。ホームワークはそのための大事な道具になりますので，必ず毎回行いましょう。もし，取り組み方がわからない場合はスタッフに相談しましょう。

このプログラムの目的

　プログラムの目的は，「認知行動療法のスキルを学ぶことにより，よりよく自分のストレスに対処できるようになる」ことです。プログラムは12回という限られた回数のなかで，参加者それぞれが着実に認知行動療法のスキルを身につけられるよう支援します。12回でスキルを身につけたあとは，そのスキルをこれからずっと，日常生活で役立てていくことができます。ぜひ積極的に取り組んでください。

あとがき

　本書の企画を洗足ストレスコーピング・サポートオフィスの伊藤絵美先生に相談したのは2009年の4月であった。その時，伊藤先生に言われたことは，今でも耳に残っている。

　「本を作るというのは，
　　そのうち地獄を見るくらい大変なこともあります」

　私たちはあれから地獄を見たのであろうかと振り返ると，何度か「徹夜地獄」「力不足地獄」「無力地獄」などを見てきた気がする。しかしそれは，本を作るという要因だけではなく，2年間のなかでの環境や価値観の変化などとも連動していたと思われる。

　このように人生にある程度の苦労を生み出したテキストの企画ではあったが，私たちは苦労以上に得たものが大きく，地獄（？）を見つつも，基本的には非常に幸福な2年間であったと感じている。伊藤先生には全体を通してかなり詳細に指導をいただき，それにより私たちは認知行動療法の内容はもちろんのこと，認知行動療法の中核的な意義や目的，スタンスを，この本を作りながら学ぶことができたと思う。私たちはこのテキストを指導者に支えられて作らせてもらったが，作りながらこのテキストに，認知行動療法を施行する実践者として大きな影響を受けてきたと思っている。

　もうひとりの監修者の石垣琢麿先生には，認知行動療法の内容はもちろんのこと，出版における意義，企画の流れなどを丁寧にご指導いただいた。石垣先生の幅広いご指導からは，私たちは認知行動療法をテキスト化する意義，日本の心理臨床で認知行動療法の啓蒙活動をする意義な

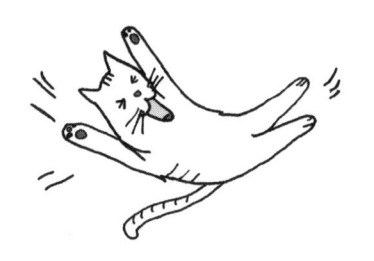

どを深く学ぶ機会に恵まれたと思っている。この体験も，自分の今後の専門家としての生き方に大きく影響を与えてくれたと思っている。

　つまり，ときどき地獄は見つつも私たちは基本的には楽しく執筆に取り組み，多くの人々に支えられていることを実感しながら制作をすすめていった。言い換えればこの本の企画が進行していること自体が，人生における強靭なストレス対処であったようである。

　このように本書は，愛情を込めて育てた・育ててもらった本である。

　一つは世に出すことができたので，引き続き，トレーナーガイドブックも育て，同時にその制作を通して私たちが育ててもらうつもりである。

　今回の制作にあたり，名古屋女子大学学生相談室の荒木睦美先生，島田療育センターの須田聡美先生，芹香病院の山本裕美子先生に，執筆にあたり快くご協力いただき，毎回の章を確認・校正していただきました。ありがとうございます。また，毎日忙しいなかで，たくさんのイラストを描いていただきました井上創氏にも感謝申し上げます。さらに，広大な知識量から幅広いサポートを下さいました，あしたばメンタルクリニック院長の久保田裕先生にも，この場をお借りして感謝申し上げます。最後に，さまざまなワガママな要望を聞いていただき，根気よくお付き合いいただきました，金剛出版編集部の藤井裕二氏に，心から御礼申し上げます。本当にありがとうございました。

2011年6月吉日

大島　郁葉

安元　万佑子

CBTの本質を再確認する旅の終わりに

　私が認知行動療法（CBT）を学び始めた20年前とは時代が大きく変わり，日本においては特に今世紀に入りCBTが広く世に知られるようになって，今ではCBTをテーマにした本が山のように出版されています。それはCBTを多くの人に広めるにあたって喜ばしいことではありますが，反面，数多く出版されている"CBT本"の中から，一体どれを選べばよいのだろう，という悩みをもたらしています。また「現在CBTがブームである」という出版サイドの認識から（「今，CBT本を出せばそこそこ売れる」「いつブームが終わるかわからないのだから，今のうちにCBTの本を出しておかねば」という発言を，複数の出版関係者の方から聞いたことがあります。本を売ることが商売なのですから，これはこれで健やかでまっとうな認識だと思います），ここ数年，数多くのCBT本が出版されており，私もなるべくそれらの本に目を通すようにしていますが，率直に言って「似たような本がすでに出ているのに，なぜこの時期にこのような本をわざわざ出版する必要があるのだろう？」と思わせるような本が少なくありません（もちろん私自身が執筆した本も他の人にはそう思われているのかもしれませんが……）。

　したがって本書の執筆者である大島郁葉先生と安元万佑子先生が，本書の企画を持って相談にいらしたとき，失礼を承知で上記の思いを率直に申し上げ，「もし新たにCBTの本を作るとしたら，それにはどのような独自性や意義があるのですか？」と質問させてもらいました。するとお二人は次のようなことを即答されました。

自分たちはCBTを臨床で実践することを通じて，認知や行動を変えることの意義以上に，自分の認知や行動の有り様を当事者が理解すること（すなわちアセスメント）がいかに重要かということを学んだ。そのことを本書で強調したい。特にグループでCBTを実践するためのテキストは何冊も出ているが，アセスメントの重要性とそのやり方を具体的に示した本はまだ出版されていないと思う。その意味でこの企画は意味があると思う。

　この回答に私は深く納得し，監修者として本書の執筆に関わらせてもらうことになりました。その際，お二人にもう一つお尋ねしたのは，「せっかく関わるのであればきちんと関わりたい，つまり相当口うるさく関わらせてもらうがそれでもよいでしょうか？」ということでした。行きがかり上「いやだ」とは言えなかったということもあるのでしょうが，お二人は私からのそのような申し出を快諾してくれ，そこから長い旅が始まったのでした。

　もちろん旅の主役はお二人です。旅の合間に洗足のオフィスまでいらしてくださり，旅の成果を共有させてもらいつつ，予告通り私は「小うるさいCBTおばさん」と化して，あれこれと口出しをさせてもらいました。せっかく頑張って書いた原稿を書き直すのは，新たに原稿を書くよりさらに大変な作業だったりもするのですが，お二人とも少なくとも私の前では弱音の一つも吐くことなく，指摘箇所は次にお目にかかるまでに見事に改良されていました。このような作業が続き，完成原稿が増えていくにつれ，「これは素晴らしい本ができそうだ」という当初の予

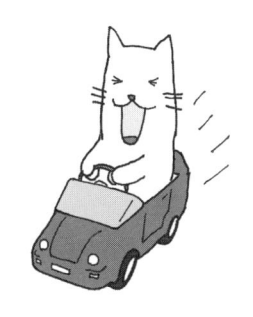

感が確信に変わっていきました。

　私の考える本書の素晴らしさは，主に次の2点にまとめられると思います（もちろん本書については他にも多くの素晴らしい点を挙げることができますが，ここでは2点に絞ります）。

　　(1) 当事者による自己観察とアセスメントの重要性が繰り返し
　　　　伝えられていること。
　　(2) 全ての人のストレスマネジメントに役立つようCBTが紹
　　　　介されていること。

　(1)は，お二人の執筆動機そのものでもあります。CBTにおいて，当事者が自らを観察し，アセスメントすることを通じて，自分をよりよく理解し，そういう自分を受け入れられるようになることの効果には，計り知れないものがあります。これはとても地味で地道な作業ではありますが，本書でも紹介されている「認知再構成法」や「問題解決法」といった華々しい（？）技法が奏功するためには，このような自己観察やアセスメントが欠かせないのです。

　紙数が尽きてきたので(2)については少しだけ。CBTは当初，うつ病や不安障害といった精神疾患を対象に構築された専門的な心理療法です。しかしCBTの理論やモデルや技法が成熟するにつれ，そしてCBTの適用範囲が広がるにつれわかってきたのは，「これを単なる治療法にとどめるのはもったいない，全ての人のストレスマネジメントに使える

はずだ」ということです。生きていれば，誰にでもストレスはあります。ストレスのない人生は考えられません。したがって重要なのはストレスを無くすことではなく，自らのストレスをよりよく理解し，それと上手に付き合っていくことです。そのための強力なツールとしてCBTはとても役に立ちます。本書の最大の魅力は，全ての人のストレスマネジメントにCBTを活用できるよう書かれている点です。その意味でも，多くの人に本書を手に取ってもらい，自身のストレスマネジメントに役立てていただければと願います。

　お二人の旅を「小うるさいCBTおばさん」として共有させていただき，私自身，あらためてCBTにおいて何が重要なのか，その本質を再確認することができたように思います。このような役目を与えてくださったことに感謝いたします。そして何よりも，楽しくもあり苦しくもあるこの長い旅を完遂させたお二人に敬意を表したいと思います。大変お疲れ様でした！

　　　　　　　　　　　　　　　　　　　　　　　　　　　伊藤 絵美

著者略歴

大島郁葉
(おおしま・ふみよ)

1976年埼玉県生まれ。臨床心理士。千葉大学大学院医学研究院認知行動生理学博士課程在籍中。獨協医科大学越谷病院小児科，山野美容専門学校，ハートクリニック町田を経て，現在，千葉大学大学院医学研究院子どものこころの発達研究センター特任研究員，神奈川大学心理相談センター臨床心理士，池袋カウンセリングセンター臨床心理士。主な著書に，『美容師のためのカウンセリング』（共編，ナカニシヤ出版，2009），主要訳書に，デイビッド・ファウラー＋フィリッパ・ガレティ＋エリザベス・カイパース『統合失調症を理解し支援するための認知行動療法』（分担訳，金剛出版，2011）などがある。

安元(新井)万佑子
(やすもと(あらい)・まゆこ)

1981年福岡県生まれ。臨床心理士。2004年横浜国立大学教育人間科学部卒業，2006年横浜国立大学大学院教育学研究科学校教育臨床専攻修了。ハートクリニック，東京大学駒場学生相談所などを経て，現在，慶應義塾大学病院精神・神経科所属。主要論文に「女子学生の月経前症候群（PMS）傾向と認知的要因の時間的変動との関連について」（『ストレス科学』22；70-77, 2007），主要訳書に，マイケル・ニーナン＋ウィンディ・ドライデン『認知行動療法100のポイント』（分担訳，金剛出版，2010）などがある。

監修者略歴

伊藤絵美
（いとう・えみ）

1996 年，慶応義塾大学大学院社会学研究科後期博士課程単位取得退学。2004 年より，洗足ストレスコーピング・サポートオフィス所長。博士（社会学），臨床心理士。

主著　J・S・ベック『認知療法実践ガイド』（共訳，星和書店，2004），『認知療法・認知行動療法カウンセリング初級ワークショップ』（単著，星和書店，2005），『認知行動療法，べてる式。』（共著，医学書院，2007），ジェフリー・E・ヤング＋ジャネット・S・クロスコ＋マジョリエ・E・ウェイシャー『スキーマ療法——パーソナリティの問題に対する統合的認知行動療法アプローチ』（監訳，金剛出版，2008），『事例で学ぶ認知行動療法』（単著，誠信書房，2008），『認知行動療法実践ワークショップ I——ケースフォーミュレーション編 (1)』（単著，星和書店，2010），『ケアする人も楽になる 認知行動療法入門 BOOK1 ＋ BOOK2』（単著，医学書院，2011）ほか多数。

石垣琢麿
（いしがき・たくま）

1987 年，東京大学文学部心理学科卒業。1993 年，浜松医科大学医学部卒業。1999 年，東京大学大学院総合文化研究科博士課程修了。現在，東京大学大学院総合文化研究科教授。精神保健指定医，精神科専門医，臨床心理士。

主著　『幻聴と妄想の認知臨床心理学——精神疾患への症状別アプローチ』（単著，東京大学出版会，2001），『統合失調症の臨床心理学』（共著，東京大学出版会，2003），『心理学をつかむ』（共著，有斐閣，2009），マイケル・ニーナン＋ウィンディ・ドライデン『認知行動療法 100 のポイント』（監訳，金剛出版，2010），T・P・ホーガン『心理テスト——理論と実践の架け橋』（共訳，培風館，2010），デイビッド・ファウラー＋フィリッパ・ガレティ＋エリザベス・カイパース『統合失調症を理解し支援するための認知行動療法』（監訳，金剛出版，2011）ほか多数。

Challenge the CBT

認知行動療法を身につける
グループとセルフヘルプのためのCBTトレーニングブック

初　刷	2011年9月10日
五　刷	2021年9月30日

監修者	伊藤絵美＋石垣琢麿
著　者	大島郁葉＋安元万佑子
発行者	立石正信
発行所	株式会社 金剛出版　〒112-0005 東京都文京区水道1-5-16 電話03-3815-6661　振替00120-6-34848
装　幀	永松大剛（BUFFALO.GYM）
挿　絵	井上　創
組　版	石倉康次
印　刷	平河工業社（本文印刷）｜新津印刷（カバー印刷）
製　本	誠製本

ISBN978-4-7724-1205-6　C3011　　©2011　Printed in Japan

認知行動療法を提供する
クライアントとともに歩む実践家のためのガイドブック

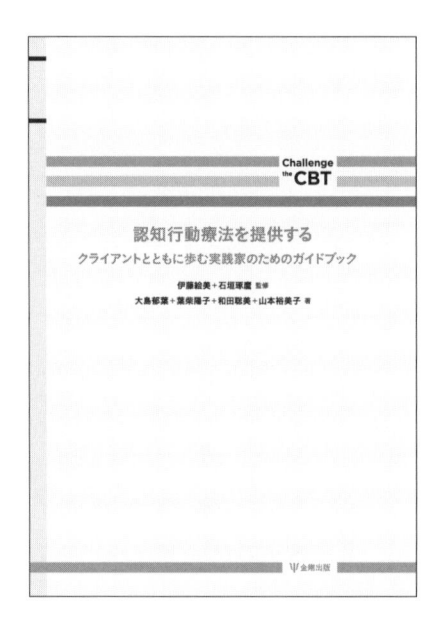

伊藤絵美＋石垣琢麿 監修
大島郁葉＋葉柴陽子＋和田聡美＋山本裕美子 著

B5判｜並製｜250頁｜定価3,520円

クライアント対応に自信がもてる
CBTトレーナー必携マニュアル

トレーナーのスキル，理論とテクニックの解説，トラブル対処法など，
トレーナーが知っておきたい実践のヒントをわかりやすく解説。
『認知行動療法を身につける』（金剛出版＝刊）をもっと上手に使う！

価格は10％税込です。